天然牙列和种植体的调𬌗治疗——三维咬合
OCCLUSAL ADJUSTMENTS IN IMPLANTS AND NATURAL DENTITION—3D OCCLUSION
咬合相关的颞下颌关节疾病——发病机制与治疗
TMJ pathology related to occlusion—etiopathology and treatment

 QUINTESSENCE PUBLISHING

Beijing, London, Berlin, Chicago, Tokyo, Barcelona, Bucharest, Istanbul, Milan, Moscow, New Delhi, Paris, Prague, Riyadh, São Paulo, Seoul, Singapore, Warsaw and Zagreb

天然牙列和种植体的调𬌗治疗——三维咬合

OCCLUSAL ADJUSTMENTS IN IMPLANTS AND NATURAL DENTITION
—3D OCCLUSION

咬合相关的颞下颌关节疾病——发病机制与治疗

TMJ pathology related to occlusion—etiopathology and treatment

（西）维森特·希门尼斯–洛佩兹　主编
（Vicente　Jiménez-López）

张　渊　译

北方联合出版传媒（集团）股份有限公司
辽宁科学技术出版社
沈阳

图文编辑：

刘　菲　刘　娜　康　鹤　肖　艳　王静雅　纪凤薇

This is translation of

Occlusal Adjustments in Implants and Natural Dentition: 3D Occlusion (English Edition)

By Dr Vicente Jiménez-López

© 2016 by Quintessence Publishing Co., Ltd

© 2019，辽宁科学技术出版社。

本书由Quintessence Publishing Co., Ltd授权辽宁科学技术出版社在中国出版中文简体字版本。著作权合同登记号：06-2016年第246号。

图书在版编目（CIP）数据

天然牙列和种植体的调𬌗治疗：三维咬合 /（西）维森特·希门尼斯–洛佩兹（Vicente Jiménez-López）主编；张渊译. —沈阳：辽宁科学技术出版社，2019.7

　ISBN 978-7-5591-1093-0

　Ⅰ.①天…　Ⅱ.①维…　②张…　Ⅲ.①口腔科学　Ⅳ.①R78

中国版本图书馆CIP数据核字（2019）第038409号

出版发行：辽宁科学技术出版社
　　　　　（地址：沈阳市和平区十一纬路25号　邮编：110003）
印　刷　者：广州市番禺艺彩印刷联合有限公司
经　销　者：各地新华书店
幅面尺寸：210mm×285mm
印　　张：15
插　　页：4
字　　数：300千字
出版时间：2019 年 7 月第 1 版
印刷时间：2019 年 7 月第 1 次印刷
责任编辑：陈　刚　殷　欣　苏　阳
封面设计：袁　舒
版式设计：袁　舒
责任校对：李　霞

书　　号：ISBN 978-7-5591-1093-0
定　　价：398.00 元

投稿热线：024-23280336
E-mail:cyclonechen@126.com
http://www.lnkj.com.cn

谨以此书向20世纪以来牙科领域最重要的人P.I. Brånemark教授致敬。

感谢我的导师Dr José Luis López Álvarez。

献给我的妻子——我孩子们的母亲Pepa。

致敬一直支持我们的亲朋好友。

感谢所有的患者和CIRO诊所的工作人员，如果没有他们，这本书无法付梓。

特别感谢Daniel Blanco，有他的贡献和专业眼光才使这本书能够面世。

爱和感激与我们同在。

其他编者

Dr Jaime Jiménez-García

Implant Master, New York University, New York, NY, USA

Implant Master Program Director, European University Madrid, Madrid, Spain

New York Univeristy Professor

Implant Director, Clínica CIRO, Madrid, Spain

Dr Silvia Jiménez-García

Orthodontic Master, New York University, New York, NY, USA, and Jiménez Díaz Foundation in Madrid, Spain

Orthodontic Director, Clínica CIRO, Madrid, Spain

Dr David Jiménez-García

Prosthodontic Master, New York University, New York, NY, USA.

Prosthodontics Director, Clínica CIRO, Madrid, Spain

Dr Maria José Jiménez-García

Master in Periodontics and Esthetics, New York University, New York, NY, USA

Implant Master, European University Madrid, Madrid, Spain

Periodontics Director, Clínica CIRO, Madrid, Spain

平面设计师

Mr Daniel Blanco Fernández

Audiovisual specialist

Collaborator at the Complutense University and European University Madrid, Madrid, Spain

其他合作者

Dr José Maria Botella Pérez

Dr Ricardo Fernández González

Dr Pablo García-Camba Varela

Dr Thomas P. Keogh

Dr Ramón Martínez Corria

Dr Sabino Ochandiano Caicoya

Dr José F. Rodríguez Vázquez

英文版译者

Dr Thomas P. Keogh

Dr Isabel Moreno-Hay

译者简介 Translator

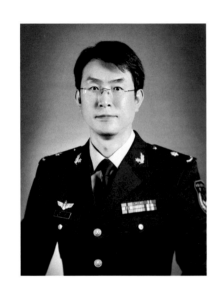

张渊

空军军医大学（原第四军医大学）口腔医院咬合病与颞下颌关节病科，医学博士。

1998年本科毕业于第四军医大学口腔医学系，留校工作于口腔医院咬合病与颞下颌关节病科至今；2003年、2006年分别获得口腔医学硕士、博士学位，研究方向为咬合与颞下颌关节生物力学。2007年、2016年丹麦Aalborg大学感觉与运动交互中心（SMI）、Aarhus大学牙医学院访问学者，从事咬合传入、咀嚼肌肌电与口颌面疼痛的研究。

2009年教育部"国家精品课程"团队成员。参编国家统编教材、专著7部，国家级数字教材《口腔解剖生理学》编委。

译者前言　Preface

　　源于我的专业背景，当在Quintessence网站看到本书的出版信息时，我便即刻下单购买，拿到原版书后通篇阅读品味，颇有裨益。因而当出版社就翻译事宜与我联系时，欣然接受。在翻译过程中，力求用通俗易懂的语言如实传递笔者的思想，以飨读者。

　　𬌗学不是孤立存在的，它是渗透于口腔各临床学科中并与之广泛紧密结合的知识体系。在𬌗学的知识内容中，对于颞下颌关节紊乱病的调𬌗治疗是临床中的难点，但又是临床治疗当中无法回避的内容。本书笔者从最基础的咬合概念介绍入手，重点解析了临床咬合设计和处理时需要考虑的咬合因素，并结合病例来解答临床疑问。然后通过回顾颞下颌关节的生理病理学研究内容，着重介绍了咬合因素导致的颞下颌关节病变，不论是各种关节盘移位的形式还是临床症状的表现，都从力学角度解释了咬合因素导致颞下颌关节紊乱病的机制，同时也为临床解决这类颞下颌关节病变提供调𬌗治疗的依据，调𬌗治疗的操作方法和步骤结合病例展示详细而清晰明了。最后一部分种植修复中的调𬌗处理方法也完全借助病例来讲解，充分体现了本书"从临床中来到临床中去"的应用原则。在咬合知识的讲解部分，有些概念较为晦涩难懂，笔者通过贴近生活的现实例子来做类比，使内容生动而容易理解，非常值得一读。

　　本书适合于对𬌗学感兴趣的临床医生阅读，对于修复、种植或是正畸医生，抑或是牙体牙髓及口腔全科医生，不论是处理常规临床治疗中的咬合问题，还是涉及咬合的临床难题，本书都会给予方向性的指引。需要提醒一点，如笔者在文中提到，部分内容并没有经过随机化实验的临床验证，属于笔者的经验性总结，所以需要读者格外审视，务必在充分理解的基础上谨慎临床应用，切忌生搬硬套。

　　本书的一大亮点是附带一个交互讲解多媒体（附二维码），它由笔者与专业动画制作人士合作完成，包括了200多部对应于书中的讲解动画，实属不可多得的精品。

　　为了保证全书翻译思路和前后语言的统一性，由译者一人翻译全部内容，尽所能做到用词准确、语言严谨，希望读者有所裨益。书中难免会有疏漏之处，望同行不吝指正。

　　感谢Quintessence Publishing以及辽宁科学技术出版社的信任和支持，以及在翻译过程中给予的无私帮助。

张渊

序言 Prologue

  这本由Dr Vicente Jiménez-López主编的殆学书广受读者欢迎，其中不仅汇集了其多年的临床经验，而且还加入了他在全球各地的授课内容以及亲自参与制作的示例动画。迄今为止，Dr Vicente Jiménez-López已经出版了3本专著，都已翻译成多种语言公开发行，在口腔专业领域口碑颇佳，在此要感谢他化繁为简的讲解技能，让我们从中获益良多。

  本书适合于对殆学感兴趣的临床医生来阅读，这个领域正是笔者所擅长的，他在书中分享了自己丰富的殆学知识以及临床经验和技能，非常值得细读。本书还可以作为牙医和技师的学习参考书，相信能够为临床治疗中合理处理咬合提供帮助，从而保证良好的种植修复功能和骨整合状态，最终使患者受益。

  本书首先从咬合的基础概念开始阐述，讲解思路清晰而且深谙教育学规律，如此才能够帮助读者确立咬合治疗的首要目标：解决问题和回避风险。知识尽在掌握，临床裨益良多。现如今许多临床论著都在关注非常完美的前牙修复治疗，Dr Vicente Jiménez-López试图从其大量的临床经验来说明美观固然重要，功能同样不可忽视。实际临床工作中患者不但有美观的需要，咬合舒适和咀嚼高效同样是治疗的诉求。

  全书所有章节中知识讲解生动而有趣，尤其是在颞下颌关节（TMJ）病因病理和生理病理研究分析部分极为精彩。对于如此复杂的关节，书中的描述和解释非常通俗易懂，而且在讲解各种诊断方法时特别清晰详细，所有这些都是正确制订治疗计划的保证。

  附带的内容（附二维码）是在一位视听教学专业人士的帮助下制作完成的，事实证明这是一个非常明智的决定，这些专为本书内容制作的动画对于理解本书的内容尤其是各种运动形式十分有益。

  本书从第1章开始就会将读者牢牢吸引，仿佛一个非常优秀的金牌销售员在讲解一样引人入胜。我相信读者一旦开始阅读将会手不释卷，甚至可能夜不能寐。本书语言叙述轻松幽默而且充满娱乐性，读者定会有愉悦的阅读体验。

  非常荣幸能为本书作序，在此我向Dr Vicente Jiménez-López致以深深谢意，并且希望他继续进行研究工作，同时也要把他的知识和经验传播开去。他与我以及Ateneo Group建立了多年深厚的友谊，非常幸运能与这样一个聪明且充满魅力的人相识相知这么多年，我完完全全信任他。

  我还要对他的妻子Pepa表示祝贺，也为Jaime、Silvia、David和Maria José这些孩子有这样一个具有超凡人格、魅力无穷且表现优异的父亲而感到骄傲。

José L. López Álvarez

Director, Madrid Ateneo Group

Madrid, Spain

导读 Introduction

庸者自固和智者千虑是我们在认识客观世界时遇到的最大阻碍。

在颞下颌关节（TMJ）疾病领域，我清醒地认识到自己依然知之甚少，对了解的内容也是疑问重重，在不断学习和更新知识体系以及在实践经验的基础上思考总结后，得出了一些临床证据。尽管现在还不能用实验的方法证明这些证据的科学性，但是我相信从临床医生的角度来说仍然具有非常积极的借鉴意义。

这也正是本书采用视频动画这种讲解方式的原因，其目的就是为了能够形象化地展现咬合相关疾病是如何引起的、病变是如何发展的以及完美的牙齿咬合关系又是如何实现的这些临床难点。完美的牙齿咬合接触关系可以解决大多数临床问题，但是一些异常病理因素又会影响咬合而导致病变，这些因素包括精神压力（需要心理医生会诊治疗）、副功能运动以及颌位异常和肌肉紊乱，而后3种异常因素可以通过物理治疗来处理。

对我而言，咬合"是基于基本概念之上的常识"，这也正是本书所要阐述的内容。本书并不想写成一本骀学教科书，更多是用简单的语言来阐述临床医生在日常口腔诊疗中遇到的问题。掌握为患者解决临床问题的方法，得到患者的感恩及回报是我们临床医生最值得欣慰的事情。

下面这些问题都是在临床工作多年之后很可能会遇到的问题，在本书中会一一涉及：

— 什么时候需要调骀？

— 如何简化进行调骀处理的操作？

— 夜用骀垫需要佩戴多久？

— 骀垫应该白天戴用还是夜间戴用？抑或是全天戴用？

— 骀垫应该戴在上颌还是下颌？

— 咬合是TMJ疾病的重要病理因素吗？为什么？

— Bennett运动是如何进行的？

— 骀干扰和早接触一定会导致TMD吗？

— 在夜间戴用骀垫后还需要进行调骀吗？

— 研究模型上骀架进行咬合分析需要选用哪个咬合位置？

— TMJ出现弹响和杂音意味着什么？

— 进行咬合重建时具体的步骤怎么进行？

— 选择从哪一区域开始进行咬合重建，前牙区还是后牙区？

— 怎么来确定患者正确的垂直距离？

— 患者的垂直距离可以任意加高或降低吗？

— 在考虑咬合状况时哪些情况是正颌手术的适应证？

— 天然牙列和含种植体的牙列调𬌗要求是否一致？

𬌗、颅下颌功能紊乱和颅颈部疾病之间的关系非常复杂，这个领域相关研究的难点在于其中的重要问题具有非常强的主观性，并且常常无法证明其科学性，同时如何鉴别这个局部环境中的多个致病因素也是无法实现的。所以如果你要求内容具有严格的科学性，并且需要用严谨的科学观点来证明其中的每一个问题，那么本书不适合你。

如果你对一位牙医的临床经验感兴趣，原因恰恰在于他所有的临床工作都集中于咬合这个领域（这离不开位于Madrid的CIRO诊所优异的多学科治疗团队的帮助），而且对他而言，𬌗是其临床治疗中最重要的帮手，那么欢迎你阅读本书！

因此，我欢迎你开始漫步于本书中有关𬌗的讲解，有些内容阅读起来可能会令人费解，但绝不会让你感到无趣。

目录 Contents

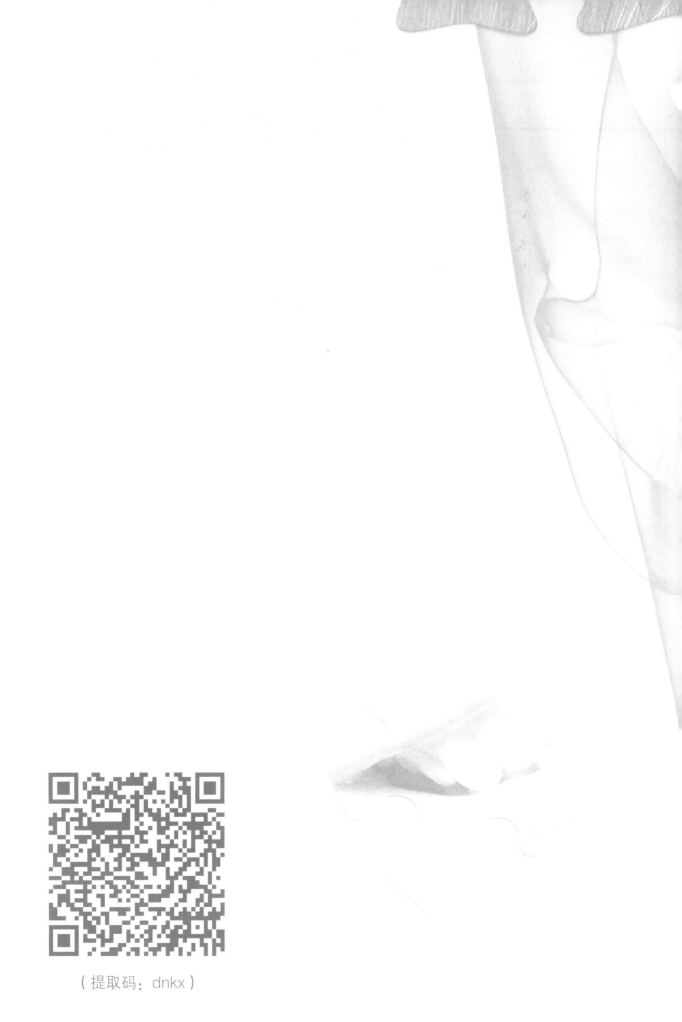

（提取码：dnkx）

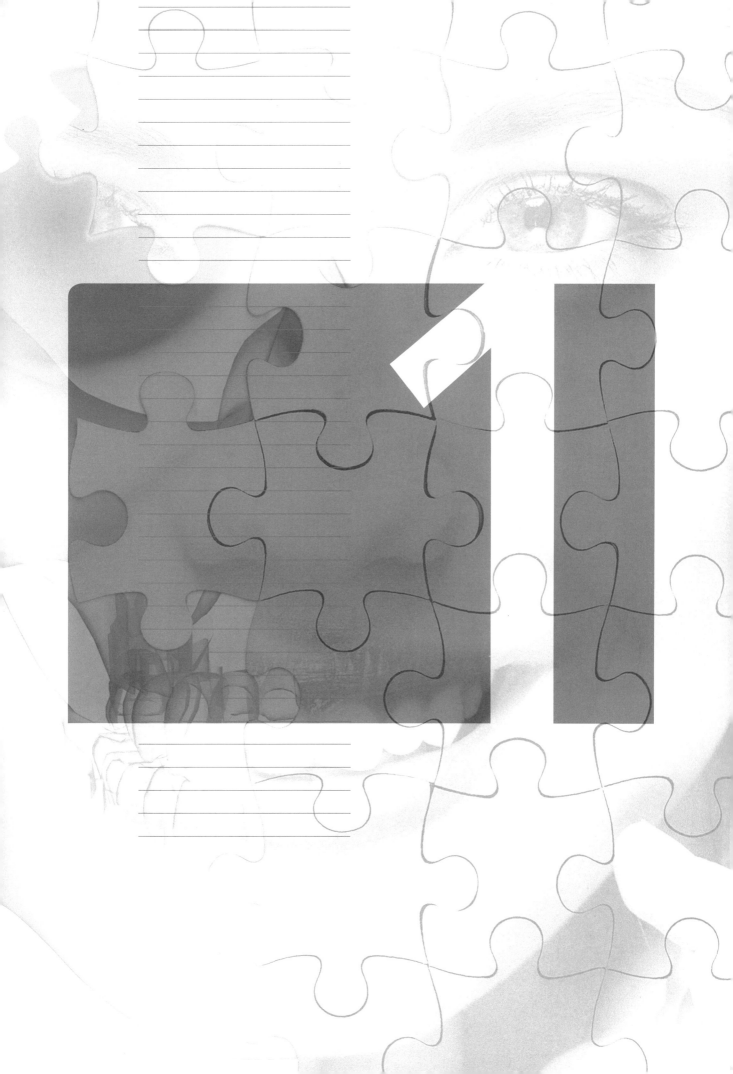

临床原则
Work Philosophy

咬合与调𬌗的重要性

咬合是口腔医学中最重要的概念之一，口颌功能系统包括牙齿、种植体、牙周/种植体周围骨质、牙龈、修复体（天然牙或种植支持）、咀嚼肌、韧带、颞下颌关节（TMJ）、关节囊以及关节盘等。

从专业的角度来说，𬌗的定义是非常严格的，其标准不能随意去改变，这一点对于临床医生至关重要。如果医生不坚持这些严格的原则，就会被认为是个"可怕的"甚至"毁灭性的"专业人士。为了达到这一目的，医生被迫去使用一种"令人痛苦"的工具，这种工具的研制和设计是非常充满临床智慧的，但是它在理解和操作上存在较高的难度，所以为了掌握它的用法，医生不得不去参加大量的学习班，然而最终给临床工作带来更多的却是困扰，这个工具就是"全可调𬌗架"。

针对这个问题的解决方法就是降低标准，改为熟悉和使用"半可调𬌗架"，因为它更容易掌握，而且也能够满足临床治疗中合理诊断并达到最终修复的要求。在临床常规使用半可调𬌗架并使之成为日常工作的一部分，并不会增加临床工作的复杂程度。由于在半可调𬌗架上并不能体现出Bennett运动，所以最终调整咬合还需要医生在口内进行。换而言之，只有极少数优秀牙医会在临床使用全可调𬌗架，借助它可以自己完成修复诊断蜡型的制作，而不必送去技工室，因为大多数技师也不会使用全可调𬌗架，原因还是在于它难度高、不易掌握。

尽管半可调𬌗架能够很好地模拟口颌系统的实际情况，但也只有相当少部分的牙医使用它。更多牙医使用的是简易的铰链轴𬌗架，这种𬌗架能够提供的咬合以及口内信息非常有限，因此最终还需要在口内进行大量的调𬌗。故此许多同行认为最好的𬌗架应该是"口腔本身"，调𬌗目标的最终实现是建立在对咬合的深刻理解上，而"咬合"这么个折磨人的词语所代表的领域对很多医生来说，是很难掌握的内容。

言归正传，我要对𬌗学领域的各位导师

（Jose L. López Álvarez、Erik Martinez Ross、Charles Stuart、Donald Curnutte、Albert Solnit、Sandro Palla、Tore Hansson、Avelino García）致以最崇高的钦佩和敬意。他们在传授知识的同时，不断紧跟学术观点的更新发展，并且将其合理简化，使其更易被医生们掌握。

无论如何，错𬌗畸形的病因多种多样，各自发挥着相应的作用。其中一些特定因素需要重点关注，如情绪压力、副功能运动（如紧咬牙或磨牙），以及在精神压力作用下可以导致咬合改变的下颌错位情况。关节症状还可以由颈部或者咀嚼肌的牵涉性疼痛引起。非典型的面部疼痛和头痛是临床很常见的主诉问题，多由咬合相关的肌肉（咬肌、颞肌等）问题和颈部问题引起。临床上这样的情况相当常见，值得引起注意。

因此，在临床中还需要关注颈部疼痛，如果存在关节疼痛症状，但是在功能活动时疼痛程度没有增加或没有变化，那么疼痛可能来源于斜方肌的牵涉性疼痛。同样的情况也会表现在咬肌和颞肌，如在紧咬时疼痛程度没有变化，那么问题可能来源于颈部肌肉的牵涉性疼痛。此外，还需要考虑由中枢神经系统介导的牵涉性疼痛。

所以头颈颌面部疼痛包含下面3种类型：

—中枢性疼痛。

—牵涉性疼痛。

—原发性疼痛。

正确判断病因是制订合理治疗计划最重要的保证。尽管如此，应该从一开始就考虑到原发性疼痛和牵涉性疼痛都可能与咬合有关系。错𬌗畸形可能会引起颈部肌肉的功能亢进，这说明伴有疼痛症状的肌肉硬结和牵涉性疼痛都与远处病变有关。对于这样的病例，物理治疗和𬌗垫治疗都非常有效。

换而言之，颞下颌关节紊乱病或咀嚼问题都存在多病因来源，要解决这个难题就需要逐项进行甄别分析，但毋庸置疑，咬合是重要的病因之一。与病因相对应，治疗方法也需要多学科专业医生的参与，如物理治疗师、心理咨询师、骨科医生，但是对咬合的控制必须由牙医来进行。

作为一位执业医师，如果一位75岁患者来就诊，其主诉为：完成马拉松后出现臀部疼痛以及长短腿的症状，对此我的治疗方案如下。

—首先开具消炎镇痛药缓解疼痛（药物治疗）。

—其次我会建议患者停止马拉松运动，转为合理距离的步行锻炼（行为治疗）。

—如果患者很固执地坚持自己仍然年轻，那么我会建议到心理咨询师处就诊，患者需要学习如何去接受自己的生理年龄（心理治疗）。

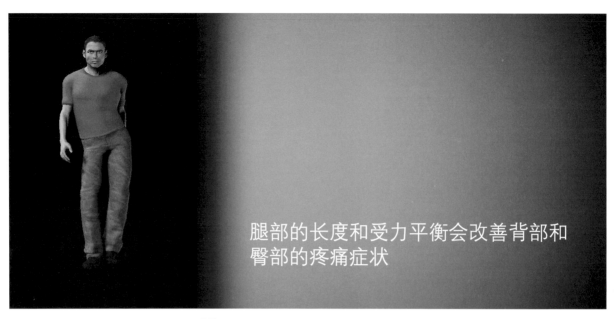

腿部的长度和受力平衡会改善背部和臀部的疼痛症状

图1-1　背部疼痛与腿长之间的关联。

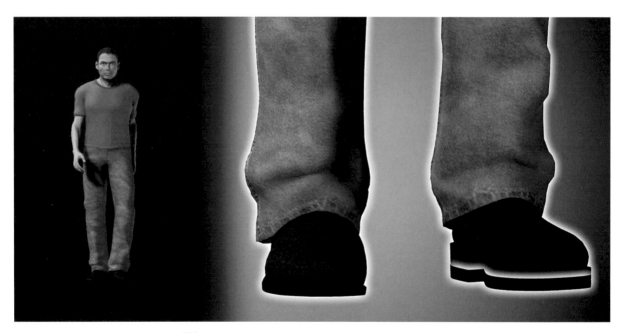

图1-2　用于平衡腿长的增高鞋。

—如果一段时间后症状仍未缓解，我会推荐肌肉治疗专科医生来帮助缓解症状（物理治疗）。

—毋庸置疑，我还将提供用来平衡腿长的定制鞋，这样能够防止步行或跑步时关节区的负荷过重（骨科治疗）（图

1-1～图1-4）。

与上面讲述的病例类似，同样的原理也适用于颞下颌关节紊乱病患者，因为它也是一种表现症状类似但病因来源多样化的疾病。在治疗初期戴用𬌗垫减轻炎性疼痛症状之后，如有必要，就可以继续进行类似于前面病例中骨科治疗

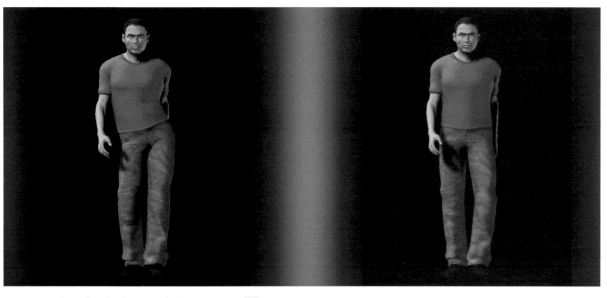

图1-3　腿部重建平衡前后臀部负荷的对比图。

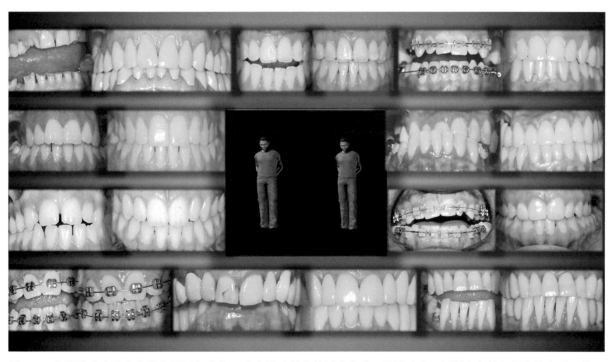

图1-4　生理性咬合的丧失类似于腿部失衡，也会导致关节的过度负荷；调𬌗治疗可以阻止负性杠杆力的出现，从而避免出现颞下颌关节紊乱。系列图所示为病例治疗前后对比。

的非保守治疗方法，具体方法包括调𬌗、正畸或咬合重建。对于伴有严重紧咬牙或者磨牙（相当于存在于口腔内的马拉松运动）的患者，只是采用行为治疗和缓解压力是缺乏科学逻辑性的，其原因在于家庭、工作或个人面对的困扰是无法预见的，而这些因素又会导致精神压力加重，以及再次出现紧咬牙和磨牙表现。所以提供给患者更符合逻辑的治疗计划应该是建立稳定的咬合-关节关系，这样才能避免关节处出现负荷异常。

在疼痛缓解之后，就可以继续实施调𬌗这一最终治疗方法。在正中关系位将研究模型上半可调𬌗架，观察和分析调𬌗中可能出现的问题，以及确证能否获得良好的前导，这些步骤都是非常重要的。

如果能够做到完全了解𬌗的含义，那么在进行调𬌗操作时医生就会充满自信。但是对于"咬合强迫症"这类极端的患者一定不可以进行调𬌗，因为这类患者永远不会感到咬合舒适。如果为这些患者提供调𬌗治疗可能会带来新的问题，而且患者还会认为医生应该为这样的治疗后果承担责任，值得庆幸的是这种的患者还是非常少见的，但是临床医生还是要牢记针对这类患者不要去采用调𬌗治疗，而最为重要的应该是早期诊断、专业的心理支持以及良好的沟通。医生有必要与患者保持密切的联系，不时地鼓励患者树立自信及能够坦诚地讨论病情。这也会有助于医生了解患者的疾病进展情况，进而考虑如何去治疗。这种医患关系需要信心保障、相互影响和安全保证，医生需要向患者解释清楚这种病变的特征和起源，控制疼痛的治疗计划细节也应该得到患者的认可，而且还应该向患者重点强调治疗的主要目标是控制疼痛，相比较关节杂音和张口障碍反而是很难纠正的。所有与负性杠杆力和精神压力相关的副功能运动都会导致错𬌗畸形的出现，因此针对口颌系统进行治疗的最终目标应该包括两个方面：一是建立良好的咬合状态，二是降低其复发风险。

在很多病例中，夜间戴用𬌗垫可以强化治疗效果，甚至有时会要求患者24小时佩戴𬌗垫。一般建议患者常规佩戴𬌗垫，但是往往症状出现缓解患者就会忘记佩戴。𬌗垫的效用恰恰证实了良好咬合关系的重要性，在后续章节中将阐述咬合的基本原则。

虽然目前没有证据证实过度咬牙会导致病理改变，但是当存在严重颌位关系不调时，如图1-5和图1-6所显示的情况，病理变化很快会出现。这时每天简单的进食和吞咽动作（在这些动作的最后阶段会出现有害的咬合接触，因而引起口颌系统的不稳定）也足以导致咀嚼系统的负荷异常。

对于那些颌位关系不调程度较轻的病例，其副功能运动表现为持续紧咬牙，这样压力因素也将作为影响因素起作用。此时肌肉收缩方式变为"等长收缩"，由于牙齿已经处于完全接触状态，所以下颌运动受到限制而不能继续闭口，这种伴有肌肉收缩而下颌动度缺失的状况会导致异常负荷的增加。

另一方面，上、下颌牙列咬合在一起时不单单在局部产生力，而是会产生影响作用于整个面部的力。受力如果分布不协调将会导致面部肌肉和咀嚼肌负荷过重，甚至累及周围神经（包括神经血管复合体），偶尔也会导致头痛、偏头痛、神经痛、血管问题（如面部水肿），以及头晕和耳鸣等症状。通过佩戴𬌗垫的治疗方法，减轻咬合负荷并且恢复口颌系统

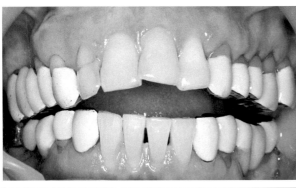
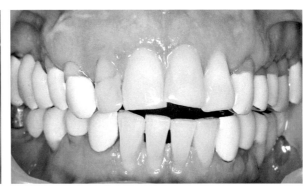
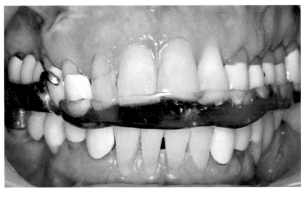

图1-5 正中关系位时的口内情况（左上图）。最大牙尖交错位时的口内情况（右上图）。经过佩戴殆垫调整CR与MI一致后的口内情况（左下图）。

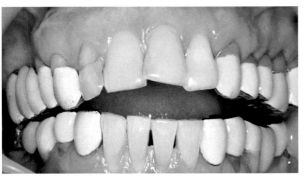
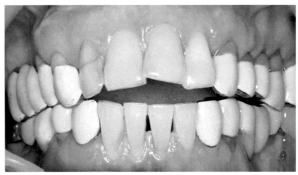

图1-6 病例显示出CR与MI之间的不协调，明显的咬合不平衡引起双侧关节处出现显著异常的压力和张力，毫无疑问正是这种不协调导致严重的病变出现，而且可能因为伴随紧咬牙和磨牙而加重症状。

受力平衡后，这些临床症状常常得到缓解甚至消除。

同样不能忽视的结构还有中耳的盘-锤韧带，在胚胎发育过程中它将锤骨与关节盘相连接，最终消失于连通孔或岩鼓裂。虽然这种情况少见，但是这条韧带确实可能存在，并与TMJ和耳部疼痛症状相关。

不要低估最大牙尖交错位和正中关系位之间存在的"微小的"咬合紊乱，因其可能具有重要的致病意义。

在种植修复学中的治疗原则也是如此。我

们从1984年开始在临床开展种植修复，令人好奇的是，我接诊的所有需要种植修复的患者，都没有罹患颞下颌关节紊乱病，对这个现象的可能解释是：牙齿缺失和牙齿松动度的增加像救生艇一样吸收了过多的负荷，所以保护了TMJ免于出现病理改变。这个原理同样适用于口内情况遭到严重破坏的病例，在重新达到咬合平衡后，异常受力的状态得到纠正，所以不会出现病变。至今我还没有遇到经过口腔修复（天然牙或种植支持）治疗后出现颞下颌关节紊乱的病例，出现问题的患者往往是有紧咬牙习惯，且对牙齿和口内环境造成破坏的情况，针对这类患者，调𬌗治疗和佩戴夜用𬌗垫都是防止负荷过重的有效方法。因此尽管口内环境处于失去平衡的状态，但是经过坚固的瓷和种植体修复后，仍然可以再次获得口颌系统的稳定。和谐的咬合关系不仅对修复体是必要的，同样会作用于口颌系统的其他组成结构。合理控制疾病症状和佩戴𬌗垫免受副功能运动的影响都是保证口内环境稳定的措施。颞下颌关节紊乱病多发于20～45岁。

作为医生，我更愿意从整体观点来看待人体，这从很大程度上影响着我为患者提供的咬合治疗方案。在我看来仅仅把新做的修复体调整合适，而放任口内其他不良咬合的存在不管不顾是非常愚蠢的。就如同外伤时单单只处理一条胳膊上的伤口，而对身体其他伤口置之不理，这显然是非常不合理的。口颌系统各结构在进行功能活动时不是孤立的，而是作为一个整体来发挥作用的，所以只实现单侧咬合平衡

的治疗结果是不能接受的。看似简单的咬合调整，可以防止异常力因素对口颌系统的伤害，使患者感觉"咬合舒适"，因此患者不仅感受到牙齿咬合的稳定，而且使关节也达到了稳定状态。对于佩戴种植支持的固定修复体的患者，常常会终生伴有紧咬牙习惯，这样就增加了天然牙折断的概率，所以这类患者即使没有疼痛症状，同样需要佩戴夜用𬌗垫。

对于夜磨牙患者，即使没有出现疼痛症状，也可以预防性地进行调𬌗治疗和佩戴夜用𬌗垫。我们牙医的职责是为患者提供高质量的健康保障，这就需要我们从多学科角度进行思考和实施治疗方案。

在我们谈论多病因的致病机制时，咬合的重要性是毋庸置疑的。对于每一位患者，总会存在一个主要的致病因素，但还必须考虑到其他所有可能的致病因素，因为它们都会导致病理改变的出现。为了避免出现口颌系统负荷异常，必须建立符合生理的咬合关系。我坚信我们必定能够找到建立口颌功能系统的正确方法，既符合生理要求，又能免受副功能运动的影响。

夜磨牙是牙齿缺失和𬌗面磨损的最重要原因之一，因此密切关注和预防磨牙症显得尤为重要。牙医应该提醒患者在磨牙或咬牙时要尝试努力自我控制，并且要告知患者这种不良习惯可能带来的有害影响和后果，如可以引起颞下颌关节和咀嚼肌的病理改变，包括这些病变

导致的头痛症状。此外，还应该告知患者与副功能运动相关的问题，这些问题并不是自发出现的，而是取决于中枢神经系统。

医生在接诊咬肌和颞肌肥大的患者时需要格外留意，因为这类患者咀嚼肌力远远大于一般人，所以在进行种植支持的修复治疗时，一定要严格遵从咬合的所有各项要求，有时还可能需要通过增加种植体数来满足修复要求。当然，被动就位是此类患者种植修复不可缺少的要求。

医生应该了解患者是否存在特定的口腔习惯，并且根据患者提供的信息，努力去纠正其异常的口腔行为，很多时候修复体能否成功和治疗效果的长期稳定性都依赖于这些信息。我们牙医的专业工作离不开心理医生的配合，他们教会我们在关注患者颞下颌关节紊乱这个疾病的同时，还应该更深入地去了解患者，其中很多患者因困扰于家庭矛盾而伴有明显的强迫倾向。更为甚者，经证实神经官能症与机体病理改变是明确相关的，而且病理改变发生率随着神经质指数的增高呈现统计意义上的显著增加。在攻击性心理冲动的驱使下这些患者的行为处于失控状态，因而经常会出现紧咬牙的现象。在颞下颌关节紊乱病患者中可以观察到夸张、抑郁和焦虑这3种典型心理问题的表现。

另外，经过患者个性描绘以及保守治疗后对症状的评估，牙医才能甄别出需要寻求心理医生支持的患者。

这里需要再次强调合理咬合诊断的重要性，包括在常用的正中关系位取颌位关系，上半可调𬌗架（配合面弓）进行模型分析，这是有效评估咬合问题的唯一方法。尽管如此，有些经验丰富的医生还是会直接在口内进行检查和分析，一样可以实现准确诊断。但是对于初学者和年资较浅的医生，在对咬合、颞下颌关节病理状态和调𬌗进行诊断分析时，半可调𬌗架仍然是非常必要的。

简言之，颞下颌关节紊乱病的治疗主要有下面几种方法：

—戴用𬌗垫之后消除𬌗干扰和早接触。

—疼痛消失后进行调𬌗。

—药物治疗。

—必要时搭配物理治疗实现双侧肌肉功能对称。

—减弱副功能运动导致功能亢进活动的负面影响，分析副功能运动表现的原因，选择针对病因的治疗方法来消除副功能运动。

—确证患者情绪压力和个性特质表现存在异常时，需要心理医生参与治疗。

—纠正异常的下颌运动习惯。

—研究患者功能活动的姿势特征。

—使口颌系统在垂直和水平方向上获得咬合稳定，必要时借助咬合重建方法建立生理𬌗。

—现有的临床原则是以恢复正常生理功能为准则。

—咬合重建后，磨牙症不会消失，因此佩戴夜用𬌗垫是非常必要的，它能在略微

增加垂直距离的同时达到基本的咬合原则要求。

（提取码：dnkx）

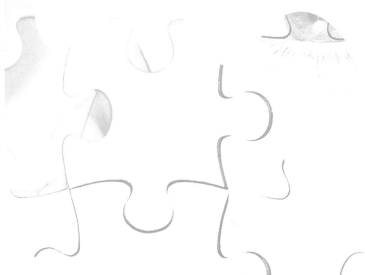

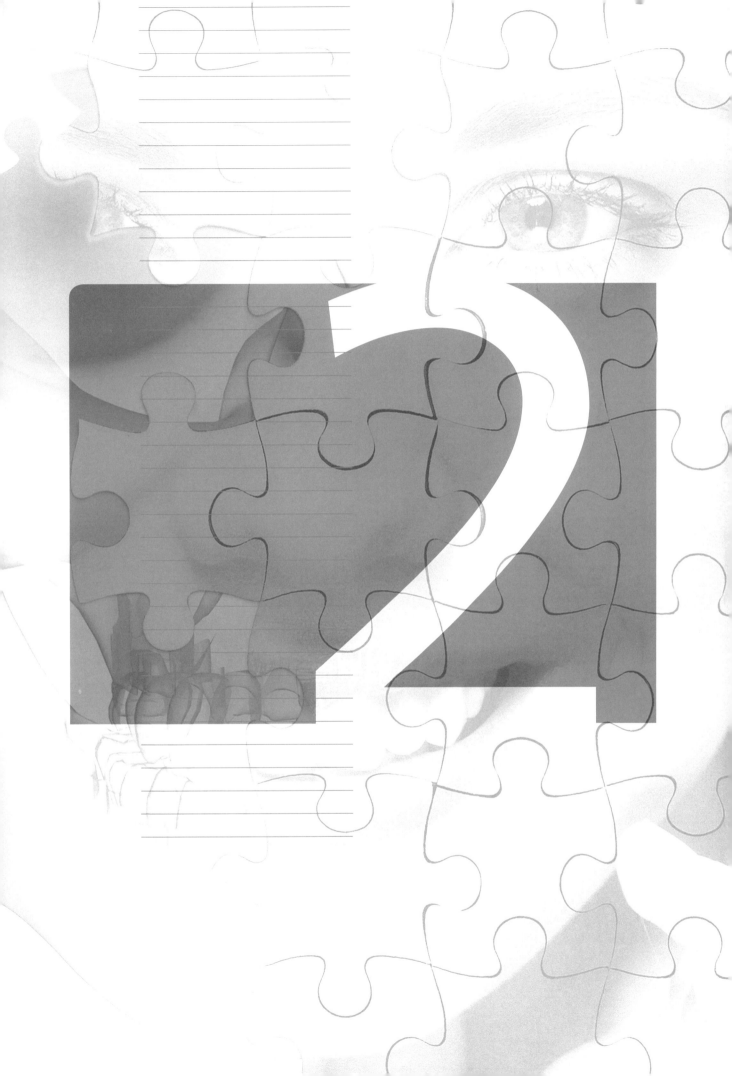

𬌗学相关概念
Occlusion-related Terminology

为了避免口颌系统医源性疾病的发生，需要认真研究上、下颌在闭合及侧向运动中的相互关系及特征。𬌗学正是研究有关上述关系的科学，下面将首先陈述与𬌗有关的主要概念。

本书详细阐述了𬌗的相关概念，在附带二维码中有为此专门制作的讲解动画，可以让读者更形象化地理解其中抽象的知识内容。

本书中的部分定义来源于Vicente Jiménez–López所著《种植支持的修复：𬌗、临床病例和技工操作》。

正中关系

髁突位于关节窝中部，是其最上最前的生理位，髁突与关节盘或半月板正对于关节结节的后斜面，是具有良好重复性的颌位。髁突上最前的区域为主要的功能区，具有良好"适应能力"的关节盘后区发挥着半月板一样的作用，后续章节会对这一特性进行分析说明，具体内容将在第5章"正中关系"详细阐述（图2-1）。

此处用半月板而不是关节盘可能会让很多学习𬌗学的人感到疑惑，事实上有超过200篇文献都在用"半月板"这一名称，而且口颌系统作为人体中的一个组成部分，其组织学特征也证实更为合适的名称应该是半月板，尽管如此，为了兼顾不同的读者，在本书中这两个名称都会用到。

最大牙尖交错位（MI）

咀嚼功能尖（下颌颊尖和上颌腭尖）与对颌窝沟形成最广泛咬合接触的牙位。

理想咬合的目标为正中关系位与最大牙尖交错位的髁突位置一致，这样后牙的咬合接触就不会干扰颞下颌关节髁突的正确位置。另一方面，维持髁突生理位置并且保证其稳定性，都需要良好的咬合关系来保证。

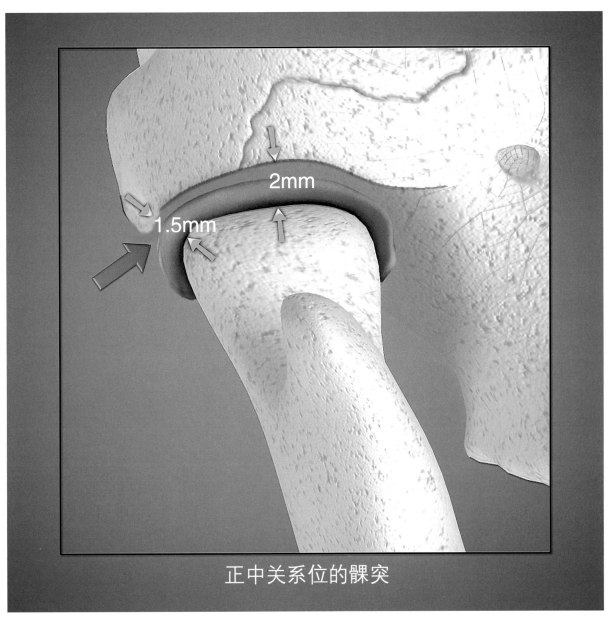

2mm

1.5mm

正中关系位的髁突

图2-1 正中关系位时髁突、关节盘和关节窝的相互关系，请注意髁突外极处的间隙比顶部间隙要小，此处是耠相关疾病最容易引起关节病变的部位。正中关系位是髁突在关节窝内最符合生理的位置。

正中耠或耠正中（CO）

正中关系位（髁突位置）与最大牙尖交错位（牙齿参照）协调一致时的咬合关系。

髁突与工作侧

在下颌做侧向运动时，运动侧髁突围绕着一条假想轴进行旋转，在旋转过程中髁突不发生侧向移动，因此这侧髁突称为"工作侧髁

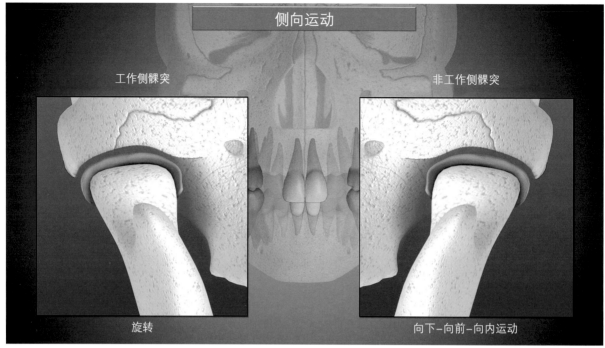

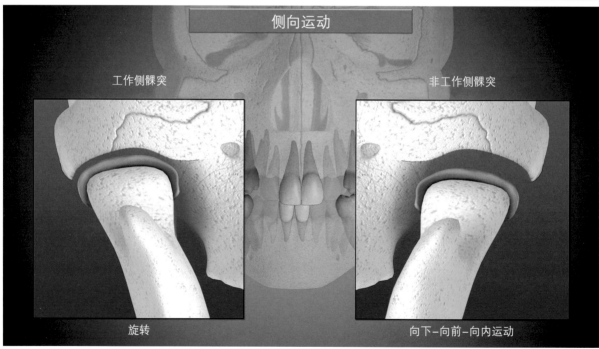

图2-2 工作侧和非工作侧髁突的侧向运动特点。请注意观察牙齿如何向右运动，工作侧髁突绕着垂直轴进行旋转，非工作侧髁突向下、向前和向内移动。

突"，朝向运动的这一侧称为"工作侧"（图2-2和图2-3）。

非工作侧髁突与非工作侧

指的是与上面所述（工作侧）相对的髁突

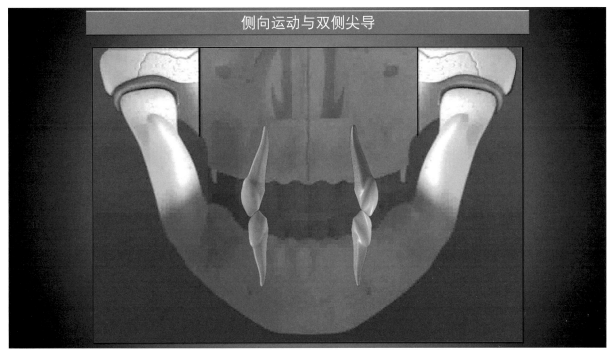

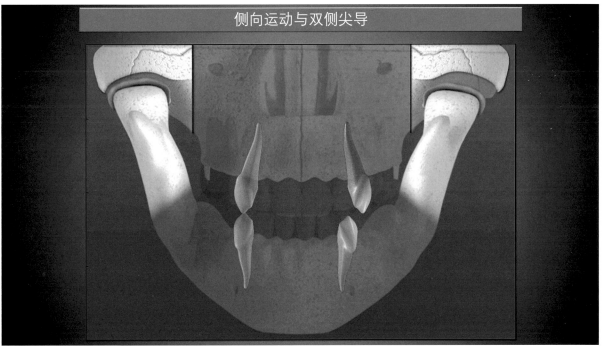

图2-3 尖导下的左右侧侧向运动，下颌尖牙的尖顶沿着上颌尖牙腭侧斜面滑动，工作侧髁突旋转，而非工作侧髁突开始滑动，这代表着最理想的前导处理方式。

和下颌侧。非工作侧髁突发生向下、向前和向内运动。如果在运动过程中非工作侧后牙出现咬合接触，将对颞下颌关节复合体带来极大的损害，这样的咬合接触称为骀干扰（此处为非工作侧骀干扰）。

Bennett运动（BM）

工作侧髁突所在下颌骨体先向外侧运动（侧向运动），然后它可能向上移动（侧上方运动）、向下运动（侧下方运动）、向前运动（侧前方运动）、向后运动（侧后方运动）或者做涉及以上各方向的综合运动（图2-4~图2-6）。

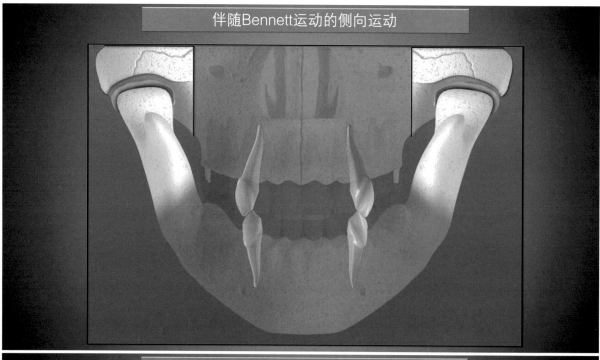

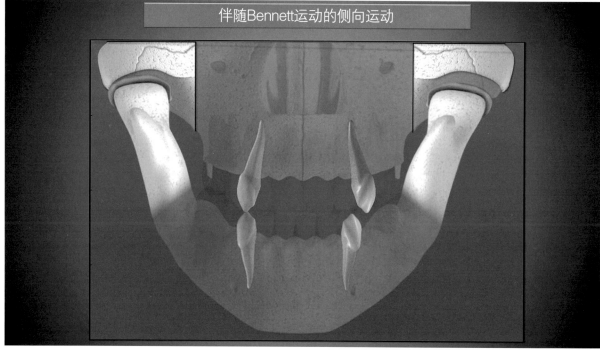

图2-4 下颌右侧侧向运动中的髁突与Bennett运动，髁突围绕一条垂直轴进行旋转，同时还向外侧移动。尖导与这种运动方式相对应。

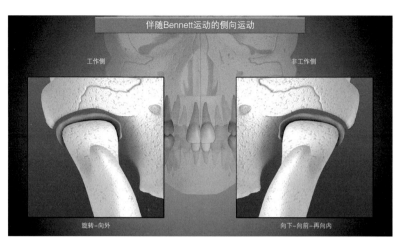

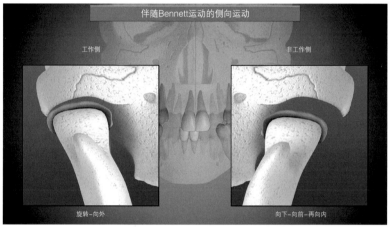

图2-5 工作侧髁突不仅发生旋转，而且伴随Bennett运动，下颌向右侧运动（向外侧运动），左侧髁突向内运动。

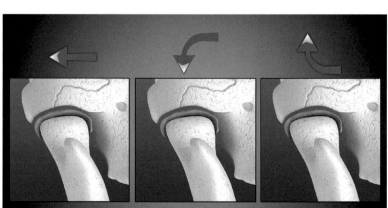

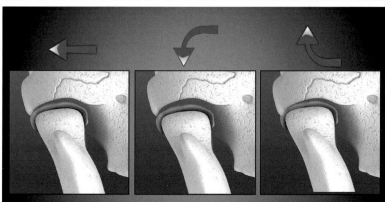

图2-6 Bennett运动的方向为先向外，然后向下、向上、向前再向后。图中显示为单纯的侧向运动、侧下方运动和侧上方运动，实际上这些运动还会混合在一起出现。

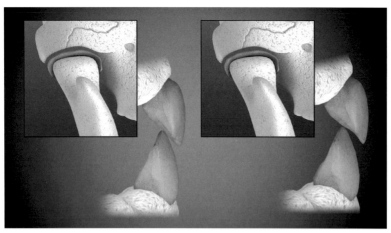

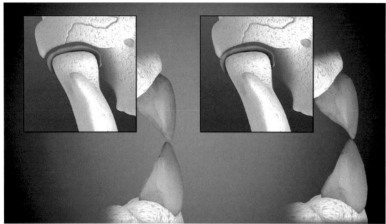

图2-7 Bennett运动的有无影响着上颌尖牙腭侧的凹度，同样还用于辅助确定后牙区牙尖高度以及溢出沟的方向。

非工作侧运动称为平衡侧运动。这意味着工作侧髁突除了围绕垂直轴旋转外，还会有向外的位移，这将会影响到后牙牙尖高度、𬌗面窝的深度、溢出沟的方向以及上颌前牙组的腭面形态（图2-7）。

Bennett运动并不只是出现在侧向运动过程中，也可以在特定情况下通过引导的方式出现（在非工作侧的下颌角，牙医手动施加朝向工作侧方向的力），呈现为侧方的运动轨迹。在调𬌗治疗时需要进行双侧Bennett运动的引导，而对于有些病例Bennett运动不仅不会自然出

现，而且即使引导也无法出现。

在不同学者看来，Bennett运动的发生机制各有不同，目前多认为Bennett运动的出现与颞下颌关节病变（咬合源性或其他）有关，尤其常见于关节韧带过度松弛的病例。

总之，临床医生需要格外关注缺牙较多的患者，因其颞下颌关节往往处于一种不稳定的状态，而这种不稳定多会伴随Bennett运动的出现，所以在进行调𬌗处理时需要特别重视。

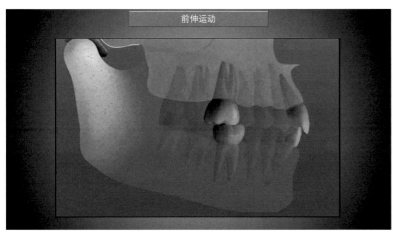

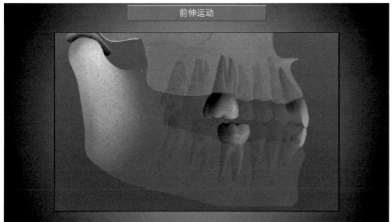

图2-8 前伸运动。下颌前牙顺着上颌前牙的腭侧滑动,这时在后牙区出现咬合间隙。

前伸运动

下颌前牙顺着上颌前牙腭侧滑动,如此下颌也从闭口位沿直线路径向前下滑动。

前伸运动时后牙区域分离出现间隙的现象称为"Christensen现象",形成这种现象的原因在于髁突运动轨迹和关节结节斜面倾斜度的存在,其倾斜角度越大时后牙殆分离的间隙越大(图2-8)。

分殆引导

前导依赖于尖牙(尖导)或上颌中切牙或侧切牙(前组引导),侧向运动时尖牙可以参与也可以不参与。上颌前磨牙的颊尖和上颌第一磨牙的近颊尖有时也会参与分殆,这种情况称为"后牙保护殆"。前伸运动时引导取决于前牙组(中切牙、侧切牙和尖牙),有时也包括与上颌尖牙远中斜面相对的下颌第一前磨牙近中斜面。

在侧向和前伸运动中，前导应该尽可能平坦，这样才可以实现后牙的顺利分𬌗。这既是TMJ功能协调的保障，也能够避免关节承受异常的压力和负荷。

在非正中运动中，避免后牙接触是至关重要的，所以在咬合重建中首要考虑的是建立前导，这是重建生理𬌗的关键（图2-9A），前导的内容将在第4章重点讲解。

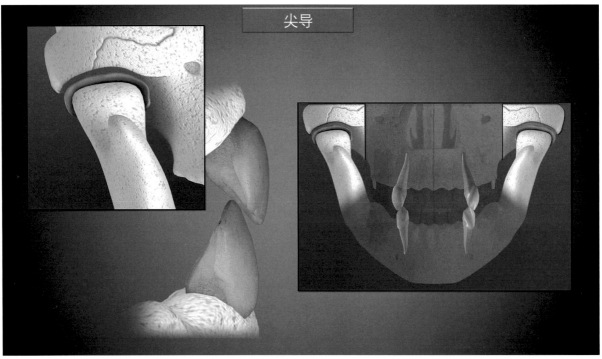

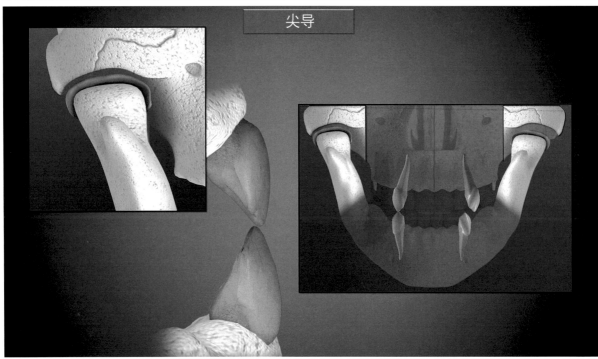

图2-9A 冠状位上从髁突和牙齿角度来观察右侧尖导，可以见到尖导的过程伴有后牙区咬合间隙的出现。

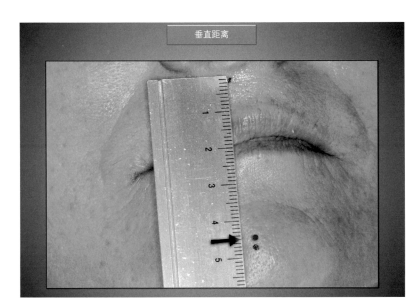

图2-9B 患者保持嘴唇闭拢但不咬合，在面部定位两个参考标志点并予以标记，两个标志点之间的距离就代表姿势位的垂直距离。

休息垂直距离（RVD）

当下颌骨处于放松状态，在肌肉固有张力的维持下，上、下颌牙列殆面之间存在的间隙为息止殆间隙（FIS）。从这个位置医生嘱患者继续闭口咬合至最大牙尖交错殆，这样就获得了咬合垂直距离（OVD）。

通过两个参考点可以对息止殆间隙进行量化，第一个参考点是鼻底，第二个参考点是颏隆突（图2-9B）。患者保持姿势位，用尺子测量两个参考点距离得到姿势位垂直距离（VD），测量结果减去3mm或4mm，就会在颏隆突上标记出一个新的参考点，这就与咬合垂直距离（VD）一致了，因为息止殆间隙为2~4mm。

在咬合重建时，VDO是牙齿诊断蜡型设计阶段的重要参照，同时也是在试戴时评价美观、功能、发音和咬合的重要依据，而且还用于验证技工室返回修复体的生理位置是否正确。

更多内容参见第7章，其讲解重点为垂直距离。

双侧后牙咬合稳定性

对于后牙区咬合来讲，将功能性咬合支持至少扩展到第一磨牙是非常重要的，并且应该双侧均有咬合支持。建立满足生理要求的TMJ-髁突稳定的关系，可以避免引起关节结构出现负性作用力而导致异常位移，尤其需要关注位移朝向关节窝后部的情况，因此处富含神经和血管，所以受压容易产生疼痛，这个区域我们称之为关节盘后区。

理想的后牙咬合接触是咀嚼功能和TMJ稳定性的重要保证，功能尖（支持尖）与对颌咬合窝相对应；非功能尖（引导尖）起到辅助尖窝对应位置关系的作用，还在咀嚼过程中帮助食块定位，并且有些时候在紧咬型副功能运动

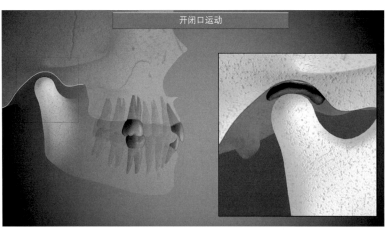

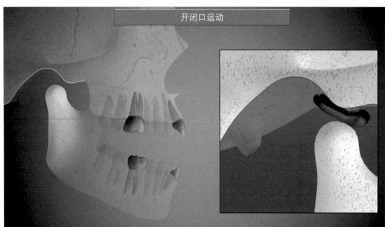

图2-10 开闭口运动。髁突在关节盘下方做旋转运动，髁突与关节盘一起在关节窝做滑动运动。

中还能够提供稳定性保证。

牙尖尤其是上颌颊侧牙尖对唇颊软组织的位置以及面部美观起重要作用。

开闭口运动；铰链轴

开口运动中髁突相对于关节盘的下表面进行旋转运动，关节盘上表面与关节窝接触并进行滑动运动，这两种运动形式（转动和滑动）共同构成了开口运动（图2-10），前牙开口度通常为40~45mm。关节囊或韧带松弛的病例往往伴有开口度的增加，而下颌运动障碍患者开口度会降低。

铰链轴是一条假想的横穿两侧髁突的水平轴，下颌骨可以围绕它进行转动。正中关系位时，髁突相对关节盘下表面围绕铰链轴进行旋转运动，而没有滑动（图2-11）。

当临床治疗需要改变垂直距离时，一个至关重要的问题是，不能引发颞下颌关节紊乱病。这时应该考虑到髁突所具有的生理性适应能力，同时关节软骨作为关节内的缓冲结构，也可以吸收所承受的过度负荷，通过这种方式髁突能够逐渐进行适应性改建。此外，垂直距离变化还会引起肌肉长度的改变，而咀嚼肌对于这种变化同样具有非常强的适应能力。

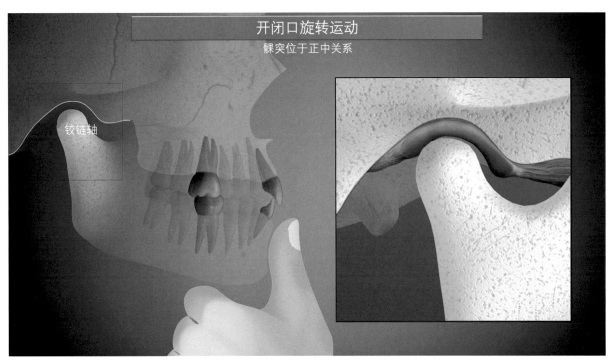

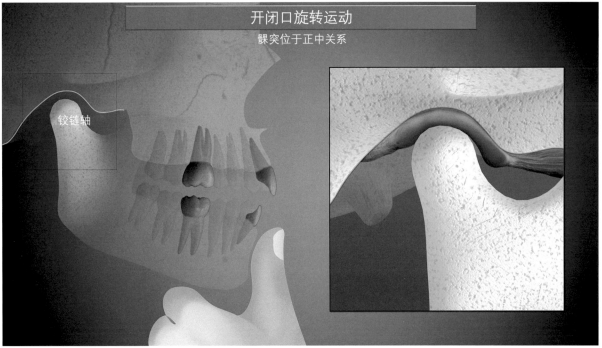

图2-11　当髁突位于CR位时，因为"铰链轴"的存在，髁突只在关节盘下方做旋转运动而不滑动，请注意关节盘后部的双板区以及翼外肌上头与其的融入。

早接触

　　髁突位于正中关系时，在闭口运动过程中，达到最大牙尖交错殆之前出现的任何牙齿接触都称为早接触。早接触迫使下颌骨改变其闭口运动轨迹，最终导致髁突偏离CR（图2-12和图2-13）。

较大的下颌运动偏移会引起TMJ压力异常、口颌系统稳定性异常、出现副功能运动以及关节损伤。

另一方面当上、下颌在这个咬合接触点发生碰撞时，所有的应力都集中于这一点，因而导致牙列和种植体负荷明显增加，最终引起修复体失败和早接触位置处牙齿周围的骨质结构破坏（图2-14）。

对于包含种植体的病例，即使只存在一个早接触点，由其产生的异常杠杆力还是会导致整个修复体的负荷异常。早接触位置离种植螺丝的距离越远，异常扭转力引起的病理改变越明显。

𬌗干扰

𬌗干扰是指在侧向或前伸的非正中运动中前牙或后牙出现的非生理性咬合接触。

要坚信后牙𬌗分离时前牙组应该保持接触，这是非常必要的而且是符合生理的，时刻谨记非工作侧干扰的危害是最大的。更多有关早接触和𬌗干扰的内容请参见第8章（图2-15）。

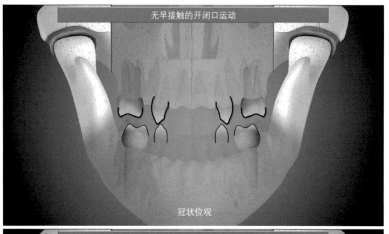

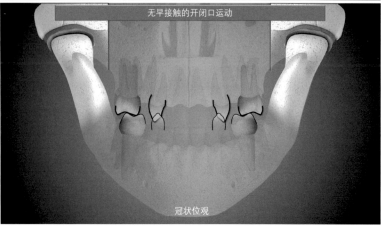

图2-12　无早接触的开闭口运动，髁突始终位于CR位，能够保护颞下颌关节（TMJ）避免受到有害的过度负荷。

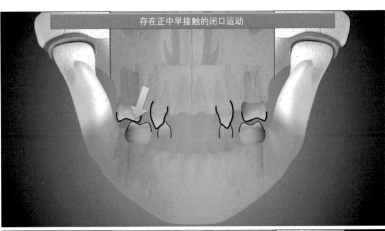

存在正中早接触的闭口运动

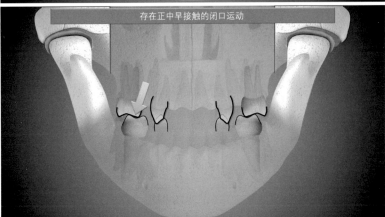

存在正中早接触的闭口运动

图2-13 咬合早接触使髁突在最大牙尖交错骀时偏离CR，这样带来的最可能结局是关节负荷加重。

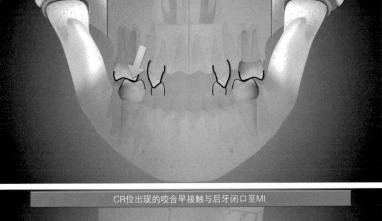

CR位出现的咬合早接触与后牙闭口至MI

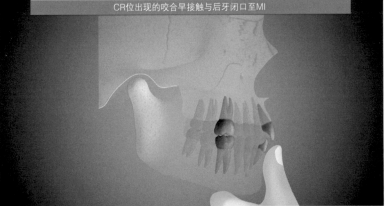

CR位出现的咬合早接触与后牙闭口至MI

图2-14 CR位出现的咬合早接触，闭口至MI时髁突偏离CR位。

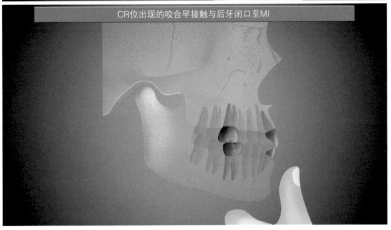

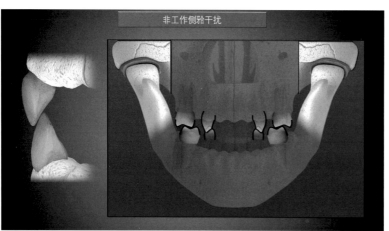

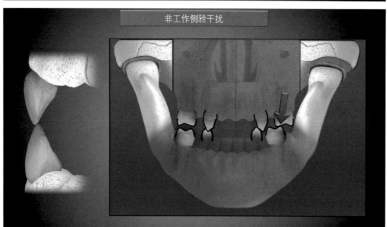

图2-15 患者左侧牙列存在非工作侧𬌗干扰，导致右侧TMJ发生旋转，右侧为尖导方式，因此在右侧侧向运动时，为了躲避左侧的𬌗干扰，患者不得不去适应下颌骨左侧受迫而较低的位置。

（提取码：dnkx）

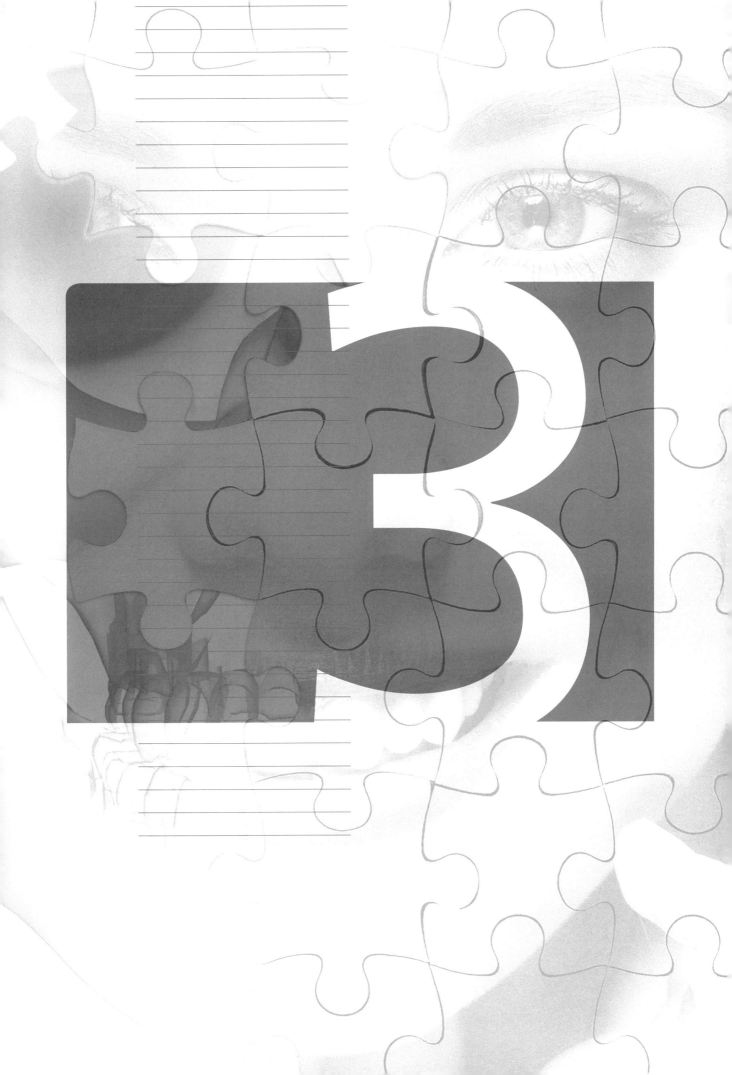

生理殆及基本原则

Organic Occlusion and Basic Principles

针对患者咬合设计的理想状态是生理殆或殆的相互保护，在最大牙尖交错殆时应该保证双侧后牙接触，前牙不接触或轻接触，薄咬合纸抽出时有轻微阻力。第二个目标为获得正中关系位（髁突位置）与最大牙尖交错位（后牙区的磨牙和前磨牙保持广泛紧密接触的咬合位置）协调一致。

殆的相互保护指的是闭口运动时后牙对前牙的保护（前牙区无接触），侧向运动时前牙对后牙的保护，使后牙顺利脱离接触（图3-1）。

在以种植体或者天然牙作为基牙进行咬合重建时，临床治疗计划必须包括建立符合生理殆要求的咬合状态，因此上、下颌牙列必然都要涉及，有关内容将在后续章节中详细讲述。

与此同时，满足生理要求的口颌系统应该表现为松弛的肌肉（任何肌肉挛缩的出现都会引起颌位的改变）、关节没有炎症、髁突处于稳定的CR位并且没有伴随疼痛症状的出现。

生理殆必须包含以下特征或者基本原则：

— 正确的垂直距离。

— 牙齿最大牙尖交错位与髁突的正中关系位协调一致。

— 前伸和侧向运动时充足的前导。

— 稳定的双侧后牙咬合接触。

— 没有早接触。

— 前伸和侧向运动时后牙没有殆干扰。

有时医生必须首先研究患者的咬合状态是否满足其生理的基本原则，进而来评估判断颞下颌关节（TMJ）和口颌系统疾病可能的病因，最终找到解决的方法。在治疗过程中，当疼痛症状消失之后，还需要对患者进行关节稳定性和错殆畸形的评估。

经过学习并掌握前面讲述的咬合基本原则，可以使在临床上治疗计划的制订变得更为简单，而且当遇到特定病例时能够根据患者当前或今后可能出现的情绪压力进行合理的处理。符合生理要求的咬合重建需要关注4个基本

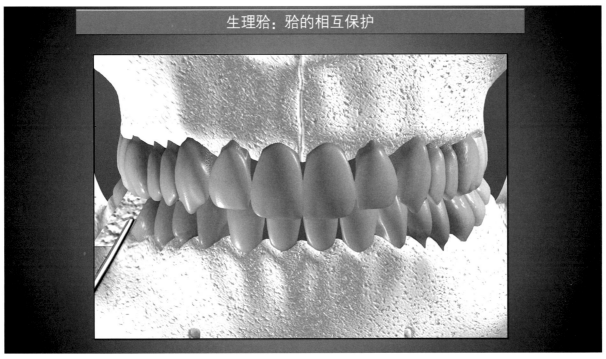

生理𬌗：𬌗的相互保护

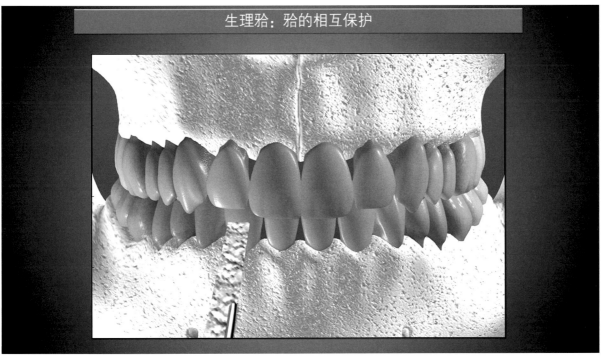

生理𬌗：𬌗的相互保护

图3-1 咬合纸放置于后牙段前磨牙和磨牙区时，紧咬后不能抽出，而在前牙区轻拉可以抽出咬合纸。对双侧咬合状态都进行检查评估是非常必要的。闭口运动中后牙起到保护前牙的作用，而在侧向或前伸运动中是前牙来保护后牙。

问题（图3-2），具体地说就是：前导（避免出现后牙𬌗干扰必不可少的机制）、正中关系（髁突的生理位置）、垂直距离（肌肉功能正常的基础）和双侧后牙咬合接触稳定性（防止患者TMJ负荷过重），这些条件的实现可以将患者紧咬牙或磨牙带来的副作用最小化，尤其是夜间出现的这种副功能运动，进而为口颌系统提供一个生理环境。

当CR与MI协调一致时，因为没有早接触出现所以患者感到咬合舒适，此外所有牙齿同时发生咬合接触，也能够避免天然牙和种植修复体承受过度载荷。

前导的实现能够避免后牙区出现殆干扰，并且可以防止后牙殆面的磨损以及后牙承受异常侧向力导致的崩瓷；此外还可以降低种植体承受过度载荷、种植螺丝的折断甚至修复体基牙折断这些风险；前导还参与实现前牙的美学效果，并且辅助形成后牙的殆平面。

通过提供合适比例的牙齿长度和协调的前牙覆殆大小（3~4mm），合理的垂直距离保证了良好面部美学效果的实现。前牙区暴露出足够的牙齿长度，能够满足面部美观、合理的咬合以及肌肉功能的要求。

双侧后牙咬合接触的稳定性可以抑制有害杠杆力的影响，能够提供一个稳定的下颌位置，实现咀嚼力的合理分散以及防止牙齿和种植体承受过重的负荷（图3-3）。

暂时修复体常常需要借助诊断蜡型来制作，这就需要将患者的研究模型上半可调殆架，采用前述的咬合基本原则来进行设计，这样才可以验证实施咬合重建的可能性。

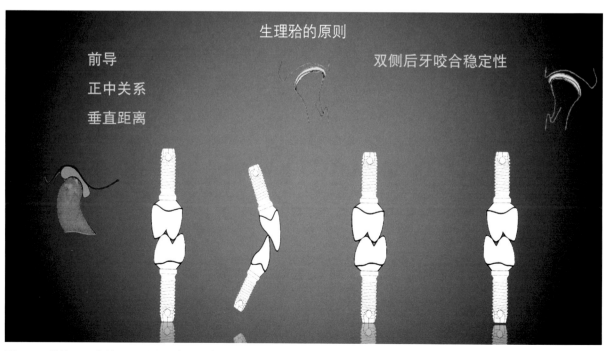

图3-2 前导、正中关系、垂直距离和双侧后牙咬合稳定性。

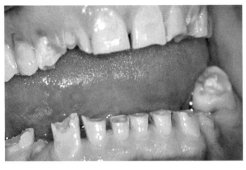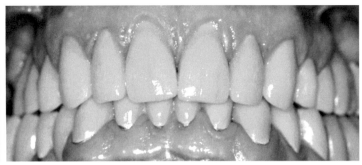

图3-3　咬合重建术前和术后的口内照片，按照生理殆的标准进行修复重建并且最终达到了理想的效果。这位患者是笔者的父亲，笔者对修复结果很满意。

接下来的章节将深入介绍正中关系、垂直距离、前导以及双侧后牙咬合稳定性。

目前许多新的牙科技术通过相互整合而应用在咬合重建领域，如种植修复、锂二矽酸盐玻璃陶瓷制作的贴面、嵌体以及高嵌体等技术。现今，在临床治疗中更多选用微创保守治疗，所以那些可能导致牙髓问题的暴力牙齿预备操作已经大大减少。与25年前大量病例采用牙髓治疗和全冠修复来进行咬合重建相比，如今只需要较少的牙齿预备就可以实现咬合重建的要求。

病例1

一位中年女性患者，后牙缺失的同时伴有前牙区牙折，垂直距离明显丧失（图3-4），在半可调殆架上对研究模型进行分析，结果显

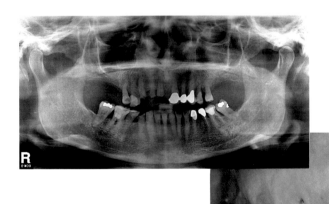

图3-4　首诊的曲面断层片显示存在牙周病变和多个残根。

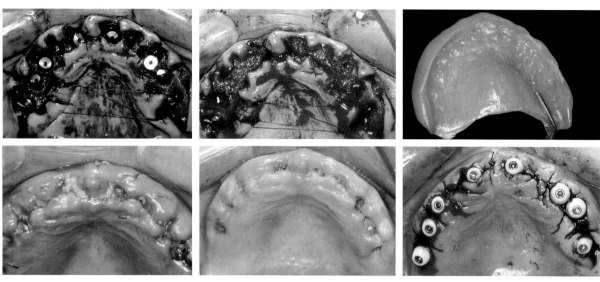

图3-5 在一次复诊同时安排拔牙和植入种植体。因为形成的骨质缺损需要骨再生过程来恢复，所以此时不能进行即刻负重，而应采用传统的全覆盖义齿来进行修复。

图3-6 制作暂时的固定树脂修复体时，需要在制取印模时将印模帽进行固定。

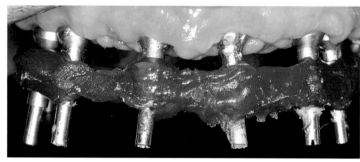

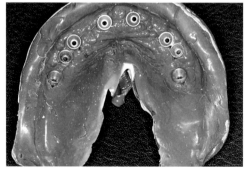

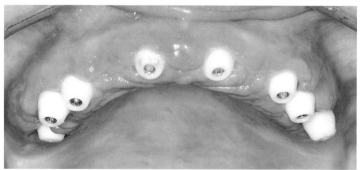

示需要对下颌后牙区进行调验，拔除上颌牙齿，以及重建咬合来实现验的保护。

第一步首先拔除没有保留可能的牙齿，并在同一区域伴随骨再生的过程进行种植修复，但是因为骨再生是种植即刻负重的禁忌证，所以此病例选用了暂时的活动修复体（图3-5）。

6个月后制作种植支持的暂时固定修复体，以促进软组织成形和龈乳头重塑（图3-6～图3-8）。

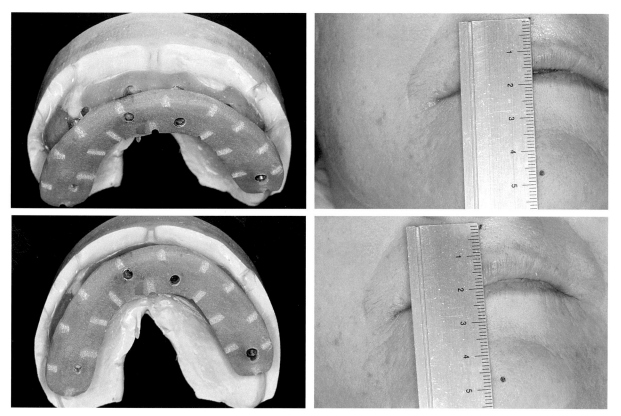

图3-7 技师制作好的树脂基板表面平整，并且包含了所有的种植柱，这样的基板具有足够的刚性，因此可以用来重建和记录垂直距离。

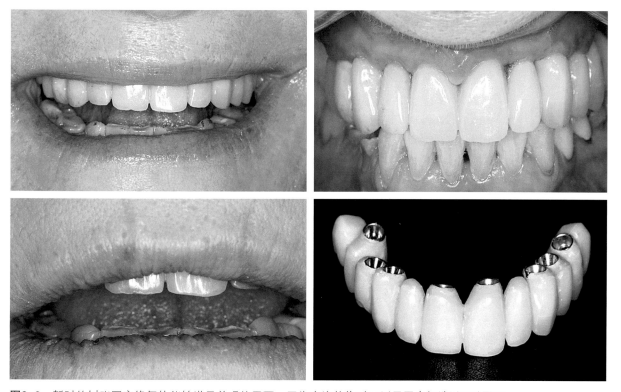

图3-8 暂时的树脂固定修复体能够满足美观的需要，因为在姿势位时可以显露出切端以及𬌗平面。

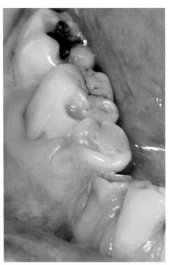
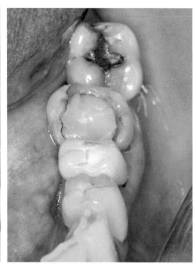

图3-9　术前下颌前后牙𬌗面磨损图。

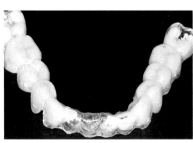
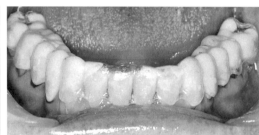

图3-10　技师制作诊断蜡型，依据蜡型上新的后牙形态制作透明𬌗板，并在口内进行重衬。

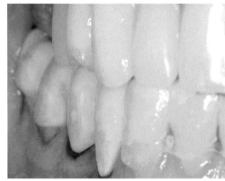
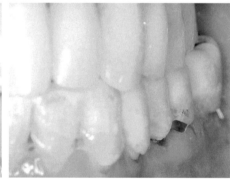

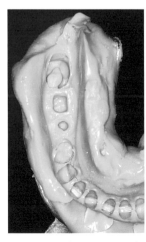
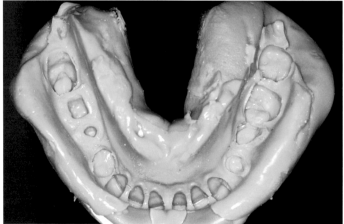
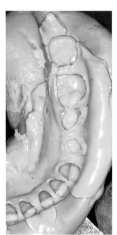

图3-11　2个月后，取下颌印模制作锂二矽酸盐玻璃陶瓷冠和贴面。

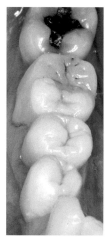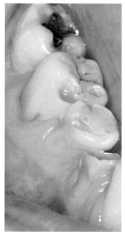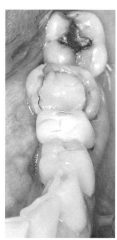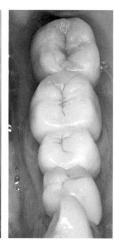

图3-12 戴入锂二矽酸盐玻璃陶瓷冠和贴面的术前术后对比照片。

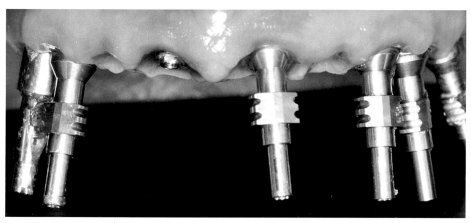

图3-13 采用FRY技术制取下颌终印模,注意戴用过渡修复体后形成的牙龈结构和龈乳头形态。

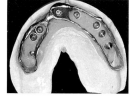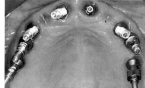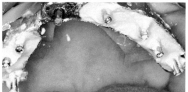

首先戴用上颌暂时固定修复体6个月,适应良好后再制作下颌的过渡修复体。取下颌印模并灌制模型,经过对垂直距离的分析之后,在诊断蜡型上压制透明拾板,根据上颌种植支持暂时的固定修复体来调整拾板后下方的拾平面(图3-9和图3-10)。

为了建立新的垂直距离,根据技师制作的诊断蜡型上新的后牙区形态制作透明拾板,并

在口内进行重衬。

患者戴用此拾板2个月,戴用结果理想后将下颌临时贴面更换为永久贴面(图3-11和图3-12)。

接下来对种植支持修复的后牙段取印模(图3-13),暂时的固定修复体用来作为制作永久修复体的参考(图3-14)。最终的固定

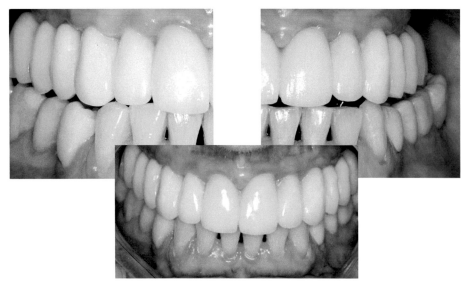

图3-14 病例的最终效果。经过咬合重建后达到了生理殆的标准，如双侧尖导、良好的垂直距离、后牙区咬合稳定性以及正中关系与最大牙尖交错殆协调一致。

修复体应该能够提供尖导、双侧后牙咬合稳定性、新的垂直距离以及没有早接触、没有殆干扰这些生理殆的标准保障。

总之，研究诊断蜡型主要用于指导上颌牙列的重建以及患者前牙美观性的实现，同时还是重建下颌牙列非常重要的参考。

在编撰本书时，患者已经开始戴用夜间保护殆垫。

（提取码：dnkx）

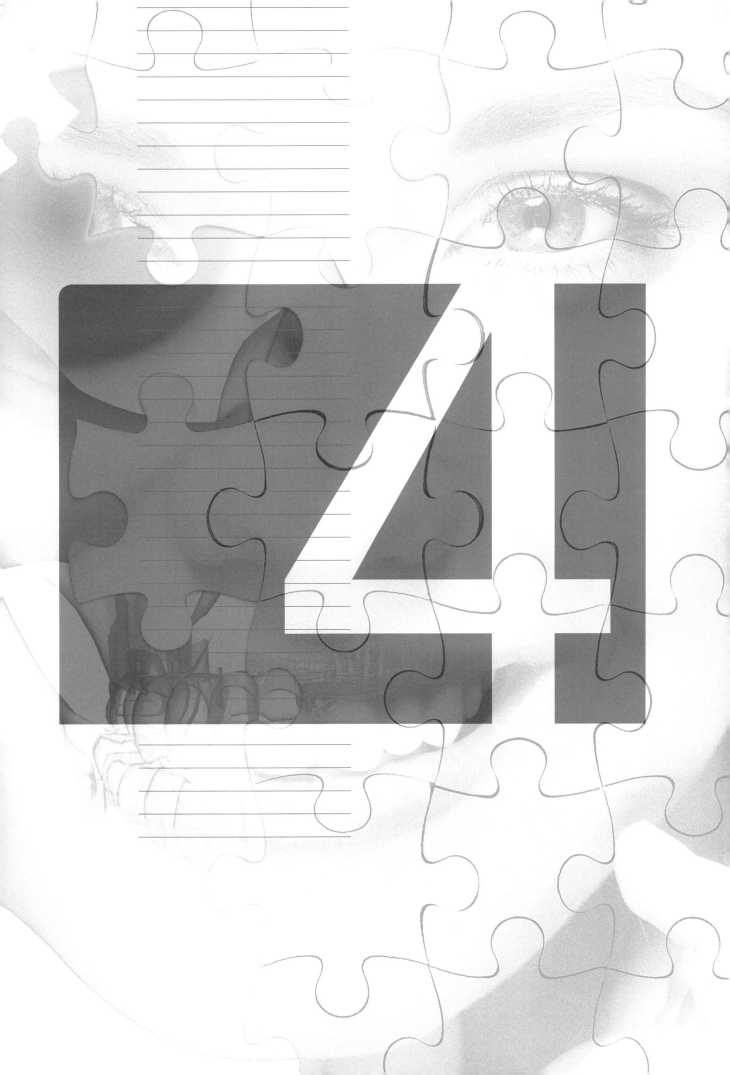

前导

Anterior Guidance

在对任何一个咬合重建的病例进行正确的咬合诊断时，首先需要评价的因素是前导的有无，同时也是非常重要的条件。那么什么是好的前导？在侧向运动时，下颌尖牙牙尖顺着上颌尖牙腭侧斜面滑动，进而引导后牙𬌗分离（在非正中运动中上、下颌磨牙和前磨牙之间出现咬合间隙以及分离的现象），这就称为尖导（图4-1）。在侧向运动中尖牙最适于充当下颌运动的"方向盘"，原因在于其宽大的牙冠形态和所处位置有丰富的皮质骨。前导方式还存在另一种可能，下颌前牙（中切牙和侧切牙）在对应上颌牙齿的腭侧滑行，而尖牙

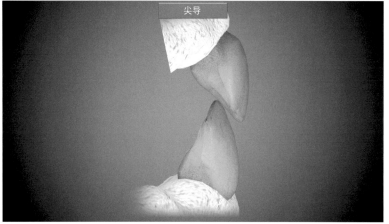

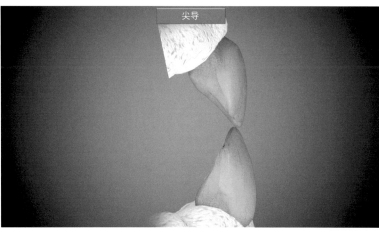

图4-1 非正中运动中的前方尖导，是最符合生理的解决方案。

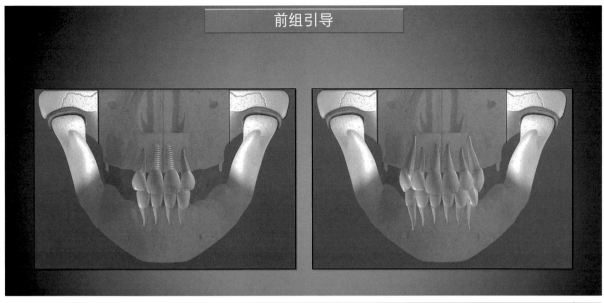

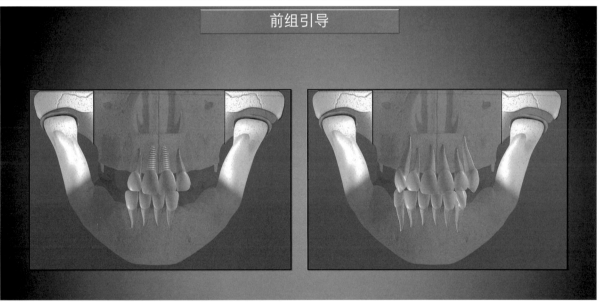

图4-2 前组引导时有无尖牙参与，都属于生理性咬合。

的参与可有可无，这种类型称为前组引导（图
4-2）。

在任何一种侧向运动中，无论是侧向运动
的工作侧或非工作侧，还是在前伸运动时，一
定不能出现磨牙和前磨牙的接触。进行咬合重
建时必须建立生理性前导，所以在咬合重建之
前如有必要，可以纳入包括正畸治疗在内的各

种治疗手段。有时需要在咬合重建之前先进行
正畸治疗，然后进行简单调𬌗，以及后牙区部
分或全覆盖的冠修复（如有必要前牙区也这样
操作），最终完成咬合重建。

对于不需要进行咬合重建的病例，当肌
肉、关节和咬合没有异常表现时，保持现有的
分𬌗引导方式，不去改变。作为预防性措施可

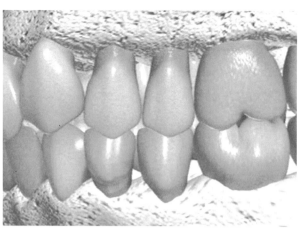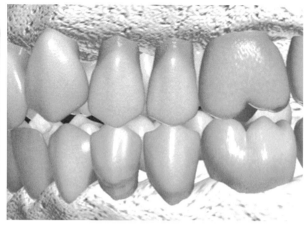

图4-3　后组保护或分𬌗。下颌后牙沿着上颌第一和第二前磨牙的颊尖以及第一磨牙的近中牙尖脱离接触，在特定情况下这种现象也属于生理状态。

以将非工作侧𬌗干扰和早接触消除。

在某些情况下，工作侧𬌗干扰也可以认为是生理性的，这时如前所述并没有出现病理改变，分𬌗发生在前磨牙牙尖的颊侧斜面，同时参与的还有上颌第一磨牙的近中牙尖，这种引导方式称为"后组引导"（后组保护）（图4-3）。

但是对于种植支持的固定修复体，禁止采用这种引导方式，因为产生的侧向力对固位螺丝和修复体基牙一样具有危害，最终会引起螺丝松动或折断。

当天然牙列中存在后组引导时，需要关注前磨牙和磨牙的颊侧牙龈状况，不应该出现牙龈退缩现象，如出现颊侧牙龈退缩，那么就需要根据前导分𬌗原则来调整后牙区相应的咬合接触，有时这样的问题只靠调𬌗是不能完全解决的，还需要结合正畸治疗方法。

Bennett运动的存在与否将会影响上颌尖牙腭侧的解剖形态，如图4-4所示的情况，上颌尖牙腭侧应该具备更深的凹度，这样的调整是非常重要的，可以起到避免牙根及牙周骨质处承受过度负荷的作用。在进行上颌尖牙腭侧面形态的精确设计时，牙医将手指轻贴于上颌尖牙的颊面，嘱患者做相应的侧向运动，如果牙冠承受异常负荷则会发生向唇侧的转动，这种情况就意味着腭侧凹面形态需要再加深一些，通过用球钻来调磨修整腭侧形态，直到侧向运动时手指感知不到牙齿转动为止，这时患者的尖导才是正确的。

前伸运动时也需要用同样方法对前导进行调𬌗处理，此时的调𬌗不会受到Bennett运动的影响。

Bennett运动的重要性不言而喻，其表现与否值得认真考量，实际上它并不总是伴随侧向运动而出现。在调𬌗处理时，为了精确实现上颌尖牙的腭侧凹度形态和磨牙、前磨牙窝沟

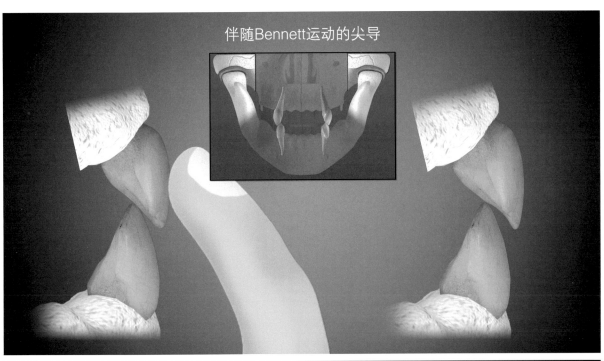

伴随Bennett运动的尖导

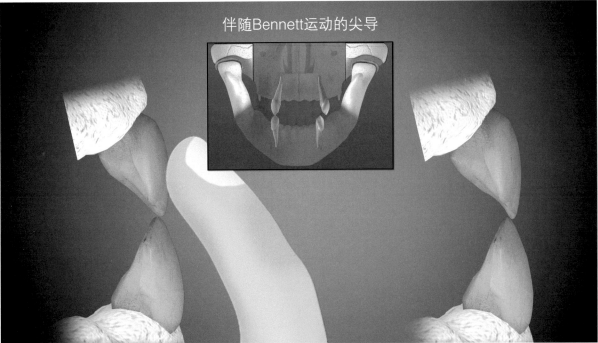

伴随Bennett运动的尖导

图4-4 伴随Bennett运动的尖导。注意右侧髁突如何向外侧运动，手指轻贴于上颌尖牙唇侧可以感知到牙齿的转动，经过尖牙腭侧形态修整后这种异常运动随之消失。

的走向，非常有必要引导出Bennett运动，这些内容将在后面第11章"调殆治疗"详细论述。牙医在引导Bennett运动时，将手放在患者的一侧下颌角位置，轻柔地使力引导下颌向对侧髁突运动，这时对侧髁突将会显现出Bennett运动（图4-5）。

对于咬合重建，无论是采用修复或正畸方法，还是仅仅借助调殆处理来实现，上述所有的细节都是非常重要的。这些细节的目的在于以下两个方面，一是避免天然牙列和种植体处承受异常负荷，另外，还可以避免口颌系统出现副功能运动活动，例如非正中运动（侧向和前伸运动）时的紧咬牙或磨牙现象。

这些副功能运动在睡眠和清醒状态都会出现，因此医生可以在临床上观察到夜磨牙导致牙齿重度磨耗的现象。在睡眠过程时，图中所示无意识的身体姿势，常常会不自觉地伴随Bennett运动的表现（图4-6），进而导致牙齿磨耗，这恰恰可以解释在调殆治疗和重塑修整上颌前后牙的腭侧形态时，引导Bennett运动的重要性所在。

因为前导具备上述特性，所以可以避免下列情况的出现：

—后牙殆干扰。

—后牙磨损。

—修复体崩瓷。

—种植体和牙齿负荷异常。

—固位螺丝和修复体基牙松动或折断。

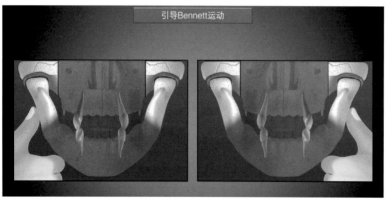

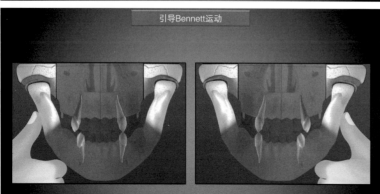

图4-5　在医生引导下出现的Bennett运动。在患者右侧下颌角施加压力，力的方向朝向左侧工作侧髁突，然后在左侧髁突出现Bennett运动。同理在左侧下颌角施压，可以引导右侧髁突出现Bennett运动。

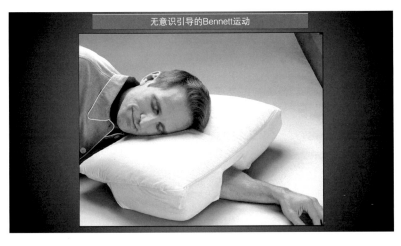

无意识引导的Bennett运动

图4-6 自我无意识状态引导出的Bennett运动。

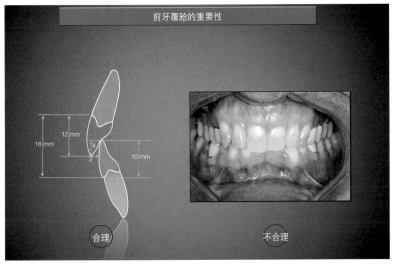

前牙覆殆的重要性

12 mm

18 mm

4

2

10 mm

合理　　　　　　不合理

图4-7 合理前导（左图）和不合理前导（右图）的示意图，右图前牙咬合状态严重阻碍了侧向和前伸运动。

通过调整中切牙、侧切牙和尖牙的腭侧形态以及对覆殆覆盖大小的评估，都可以提高前牙的美观表现（图4-7）。此外，在前牙区保证必需的垂直距离（VD），需要提供11~12mm的冠长以及3~4mm的覆殆。自然放松状态时，上颌前牙切缘暴露2~3mm最为理想，下颌前牙在下唇缘上暴露量为1.5~2mm，而在大笑时应该保证全部上颌前牙充分暴露。

一旦在侧向和前伸运动中建立了前导（也为前牙美观提供足够的解剖基础），就为形成后牙殆平面、下唇笑线以及相匹配的殆面形态

奠定了良好的基础，如同上面讨论的那样，闭口时尖牙区覆殆不应超过4mm，这样才能保证合适的垂直距离。

为什么良好的尖导或前导能够防止后牙出现磨耗面（避免了侧向运动时后牙所有可能出现的咬合接触）和殆干扰，前面的叙述很好地解释了这个问题，而且良好的前导或尖导也是建立良好垂直距离和保证面部协调美观的重要因素。同时咀嚼肌力会随着侧向副功能运动的出现而减弱，单纯的尖导形式表现为下颌尖牙顺着上颌尖牙腭侧斜面滑动，它与后牙存在殆

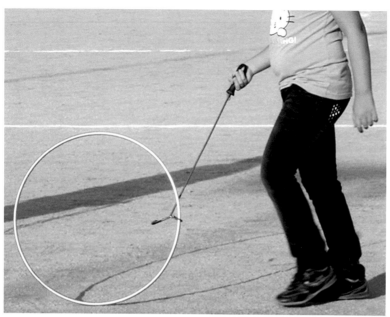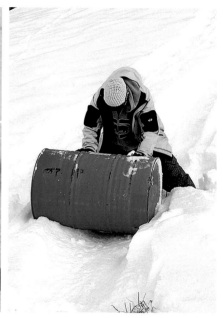

图4-8 对比平衡滚铁环（类似尖导）和拉拽铁桶（如同承载更多𬌗干扰的宽大𬌗面）所需力的不同。

干扰时（𬌗干扰导致后牙区出现摩擦力增大）相比，所需要的咀嚼肌力更小。尖导和前导运动如同在地面滚铁环一样轻盈，而当后牙区出现𬌗干扰时就像在巨大的摩擦地面拉一只大铁桶（图4-8）那样费力。

请记住尖导应尽可能平缓，如尖导过陡，髁突转动幅度明显加大，所受到强大的向下拉力将会导致关节疼痛。符合生理的引导在非工作侧髁突产生3.5～4mm的平移，同侧后牙分离距离≤1.5mm，而工作侧上、下颌磨牙和前磨牙分离距离≤1mm，这点与𬌗垫上尖导的要求是一致的。

有些学者认为，实现正中关系的稳定，应该首先进行后牙区重建处理，而笔者的观点与之相反，更喜欢先建立前导，这样可以为后牙解剖结构提供空间和依据，进而才能保证CR的稳定性，具体来说，是通过尖牙关系来建立垂直距离。侧向和前伸运动的𬌗分离为后牙窝沟形态提供重要的生理依据，这样也可以防止非正中运动中出现后牙咬合接触，对颞下颌关节（TMJ）具有重要的影响意义。

总之，前导确保了如下结果的实现：

— 工作侧、非工作侧和前伸运动对应后牙
窝沟形态的确定。

— 对后牙区牙尖高度的确定起重要作用。

— 前导在口内的位置关系决定了前牙的美
观表现。

— 切牙平面为基于纵𬌗曲线的上颌前磨牙
和磨牙的位置提供了重要的参考。

— 在前述垂直和水平方向的覆𬌗覆盖关系
基础上，前导使咬合垂直距离的建立更
为简化。

前导的控制

在进行咬合治疗前，首先采用保守治疗如
𬌗垫、物理治疗、心理治疗等，针对可能的病
因缓解患者的疼痛症状。

经过调𬌗之后应该建立良好的前导，其中很
重要的一件事是先要将病例模型上半可调𬌗架，
并对其进行研究分析，而且所有的咬合调整可
能的结果，都必须在半可调𬌗架上进行最终的评
估，评估结果理想后才可以进行口内调𬌗。这时
医生可能会面临以下不同的具体情况：

a）对于没有功能紊乱病变史、不需要正畸
治疗或咬合重建的患者，如果在𬌗架上
对前牙进行调𬌗后不能建立分𬌗引导，
那么可以保留原有的引导方式；对于这
类病例，非工作侧和前伸𬌗干扰以及早

接触都可以通过调磨来消除。

b）对于存在功能紊乱病史需要通过改变咬
合来获得良好前导的患者，首先要在𬌗
架上进行模拟调𬌗操作，以确定是否可
以建立良好的前导，同时还应该消除其
他所有的工作侧接触，在𬌗架上实现前
导之后，医生需要继续去除所有的早接
触和余留的𬌗干扰。

c）对于反复出现功能紊乱疾病的患者，如
果在𬌗架上无法实现良好的前导，建议
不去通过调磨来改变咬合，而是按照前
述咬合的基本标准来进行正畸治疗，其
他可供选择的替代治疗方法包括贴面和
冠修复，但是如果患者对所有这些治疗
方法都不采纳，那么应该建议进行调𬌗
治疗，至少去除早接触和非工作侧𬌗干
扰。疼痛一旦消失就可以开始后续治
疗。

d）对于前牙开𬌗的患者，首先需要进行面
弓记录并转移颌位关系，然后在半可
调𬌗架上根据个体缺陷程度来分析和确
定最佳解决方案（见第7章临床病例部
分）。如果闭口咬合时下颌牙齿位于上
颌牙齿前方，建议手术解决。如果前牙
表现为切对切或者正常覆盖，可以单纯
正畸治疗或者搭配简单调𬌗来解决，或
者必要时考虑咬合重建。

e）作为一般的处理原则，对于没有功能紊
乱病史的患者，"对个体来说，最好
的引导是多年以来已经适应的引导方
式"，因为这种咬合状态多年来与机体

相安无事。医生可以预防性地去除早接触和非工作侧咬合接触（保证具有良好的分𬌗引导）。

f）不管怎样，对于表现为功能紊乱的患者，尤其是那些只出现肌肉病变的病例，其"适应能力"总是有限度的。此时建立尖导并不是首选的解决方案，并且这样处理是否有效还需要认真审视。尽管如此，即使患者工作侧引导存在𬌗干扰也应该予以保留，因为这些𬌗干扰同样确保了𬌗分离的实现，我们假定它会适时地恢复到生理状态。但是对于非工作侧和前伸𬌗干扰，必须调磨去除。如果患者的疾病症状在短时间内再次复发，就必须考虑采用更为深入而激进的治疗方法，以期获得生理性的前导。

g）总之，对于具有功能紊乱表现的患者，需要去除非工作侧𬌗干扰和早接触。对于患者存在的"后组保护𬌗"，在治疗初期建议保留，但是如果短时间症状无缓解或者症状反复发作，就非常有必要建立单纯的前导。

h）在人群中有2%～7%的人需要治疗其罹患的TMJ疾病。

i）人群中90%的人有必要接受预防性调𬌗，前提是如果他不想成为那一少部分的关节疾病患者。如前所述，治疗的第一步不建议采用激进的治疗方法，通常去除早接触和非工作侧𬌗干扰就已足够。

前导相关病例

病例1

本病例（图4-9）中患者表现出多种不同的病变情况：

1. 右侧上颌侧切牙缺失。
2. 中线偏斜。
3. 左侧后牙反𬌗。
4. 左侧尖导缺失。
5. 左侧TMJ表现为Ⅱ类往复弹响。

对患者的肌肉、关节和咬合进行评估揭示出存在以上的异常指征，同时也是最典型的症状表现，同时借助计算机辅助的髁突轨迹描计对患者进行检查，确定左侧关节存在往复弹响（图4-10），所有这些检查结果表明上述病变在患者就诊前已经存在。

为患者制作𬌗垫，在𬌗垫上能够提供了双侧尖导和双侧后牙稳定的咬合接触，并且消除了早接触和𬌗干扰，对垂直距离的改变尽可能小（图4-11）。患者全天佩戴𬌗垫，戴用2个月直到疼痛症状完全消失，但是如预期的一样，弹响症状仍然存在，因为通常认为弹响可能是由不可逆的病变引起的，所以较难彻底解决。因此治疗目标为缓解疼痛和防止弹响加重。

一旦症状消退，即对患者进行正畸治疗，以便在上颌侧切牙位置为即刻负重的种植体创造空

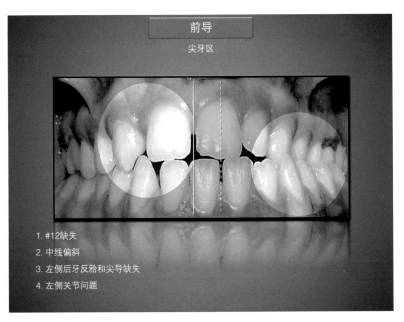

图4-9 病例1：需要多学科专科医生参与治疗来建立良好前导和生理秴的复杂病例。

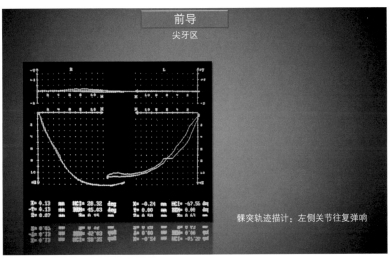

图4-10 髁突轨迹描计检测到左侧关节存在往复弹响，而右侧关节无异常。

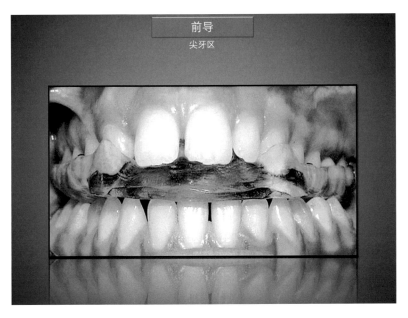

图4-11 上颌秴垫戴入口内照。戴入秴垫后可以达到生理秴的状态，如双侧尖导、双侧后牙咬合接触稳定以及正中关系与最大牙尖交错位协调一致，垂直距离仅有轻微加高。

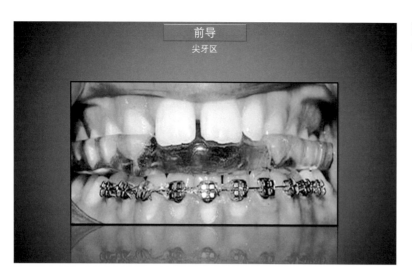

图4-12　疼痛消失后，在正畸治疗当中依然佩戴𬌗垫。

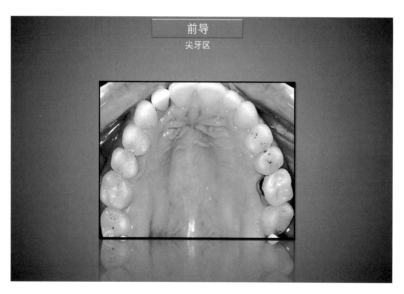

图4-13　在#12区创造出充足的间隙。

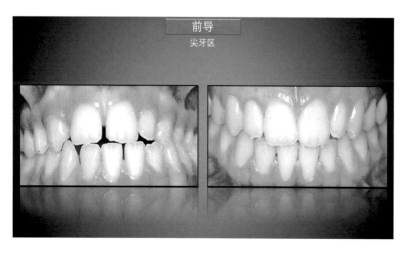

图4-14　病例治疗结束照片体现出生理与美观的统一，注意观察治疗前后咬合状况的差异。

间（图4-12），种植时机选在正畸治疗结束后（图4-13）。

在正畸治疗的过程中同时解决之前列出的咬合异常问题（图4-14），在治疗结束前，每月初来复诊一次，根据情况如有必要进行反复调𬌗，接下来每3个月复诊两次，最终改为6个月复诊一次（针对接受复杂咬合重建、多次调𬌗或正畸治疗的颞下颌关节紊乱病患者，常规采用这样的随访安排）。这位患者直到此时（15年后）都再没有出现疼痛症状的复发，在此期间一直夜间戴用𬌗垫以防出现压力异常。

在治疗的早期阶段，需要对患者辅助以心理支持以及物理治疗，还需要根据患者的个性特点确定健康护理专业人员对其随访的模式。在此病例中，实现双侧尖导的治疗效果非常明显，所以不再需要进行其他进一步的支持治疗。

病例2

患者来就诊时没有任何疼痛病史（图4-15），临床检查没有发现咀嚼肌和颞下颌关节存在任何典型症状，而且患者也没有头痛史。咬合检查发现，在前伸和侧向分𬌗时，上颌中切牙和侧切牙都参与引导，也就是前面所讲到的"前组引导"，同时右侧上颌尖牙占据了第一前磨牙的位置。在治疗时保留患者的分𬌗形式不变，右侧上颌尖牙区的间隙通过种植修复技术来恢复美观效果，因为下颌尖牙和前磨牙的伸长嵌入，右侧上颌尖牙和前磨牙的牙尖斜面斜度都需要做相应调整。

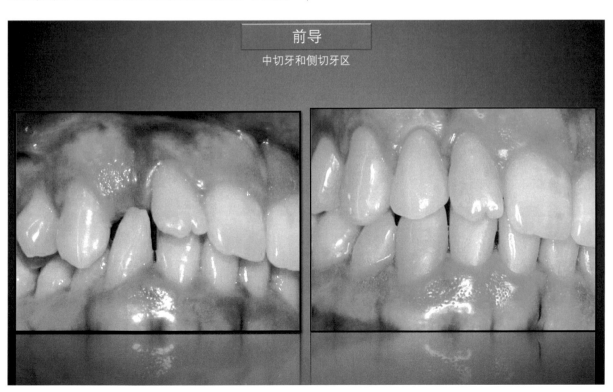

图4-15 病例2：良好的美观性和前导（中切牙和侧切牙）使恢复尖导变得不是那么必要，种植体恢复的尖牙只起到恢复美观的作用。

经过调𬌗治疗后，整个治疗过程就结束了，要求患者每6个月随访一次，这个病例的经治医生是Sabino Ochandiano。

病例3

此病例表现为深覆𬌗及深覆盖（图4-16），患者伴有疼痛病史，这是一个前牙深覆𬌗导致下颌运动受限的典型病例，伴随出现的症状还包括肌肉和关节疼痛，而弹响一般在关节盘出现前移位时才会显现。

为了增加垂直距离和获得理想的前牙咬合关系，全天戴用𬌗垫3个月。正畸压低上、下颌前牙，牵拉下颌前牙向颊侧移动，进而获得理想的前伸𬌗分离（图4-17），从临床照片可以很容易看到双侧尖导和满足生理𬌗要求的咬合关系（图4-18）。

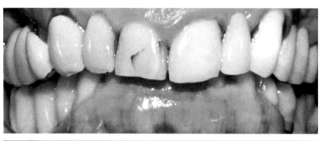

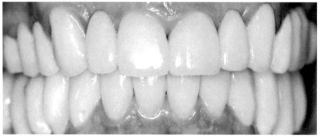

图4-16 病例3：深覆𬌗表现患者的治疗前与治疗后照片，此病例不需要手术治疗。

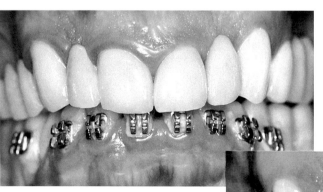

图4-17 下颌采用正畸治疗，上颌左侧重新制作固定修复体，同时需要压低上颌中切牙和下颌前牙组。

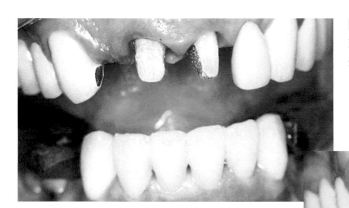

图4-18　上、下颌前牙进行基牙预备，修整#22的形态，下颌选用种植支持的固定修复设计，右图是病例最终完成后的临床照片。

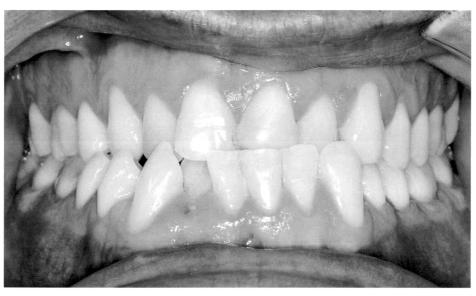

图4-19　病例4：患者表现为牙齿反𬌗伴下颌前牙排列拥挤，最大牙尖交错位与正中关系位协调一致，可见下颌骨较上颌骨明显突向颊侧，预示着这是个手术适应证的病例。

新的垂直距离高度与𬌗垫所确定的位置关系是一致的，在疼痛消失之后才可以进行最终的调𬌗治疗。

经过调𬌗治疗之后，患者每6个月复诊一次。

病例4

一位35岁男性患者，无疼痛症状，患者主动要求进行治疗，其要求为建立良好的前导以及解决前牙美观问题（图4-19）。经过X线检查后发现（图4-20），下颌明显较上颌前突，

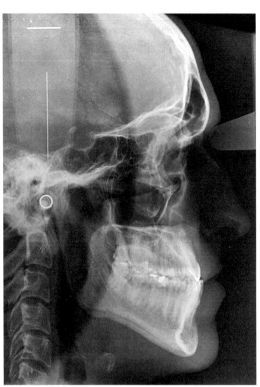

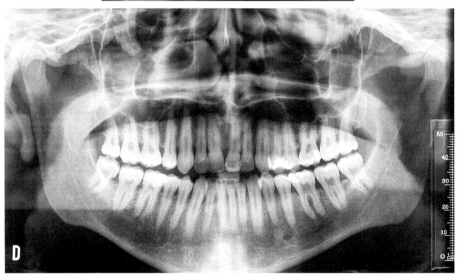

图4-20　头颅侧位定位片和全口曲面断层片的结果印证了临床诊断。

并且为骨性前突，所以建议手术治疗。治疗方案包括术前正畸、颌面部手术以及术后正畸3个部分。对于下颌前牙牙列拥挤的病例，如图4-21（上图）所示常会伴随局部牙龈退缩，下方的系列图片显示了牙周手术后牙龈退缩得到成功控制后的结果（图4-21）。源于本病例成功的治疗方案，最终建立了良好的前导和生理𬌗。

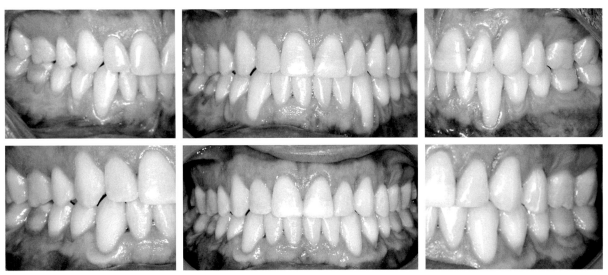

图4-21　上面3幅临床照片是患者在正畸治疗之后、牙周手术之前的口内照，可见下颌两颗尖牙颊侧牙龈退缩非常明显，这是下颌牙列排列拥挤常见的临床病变。下面3幅临床照片是牙周手术之后的最终口内照。

（提取码：dnkx）

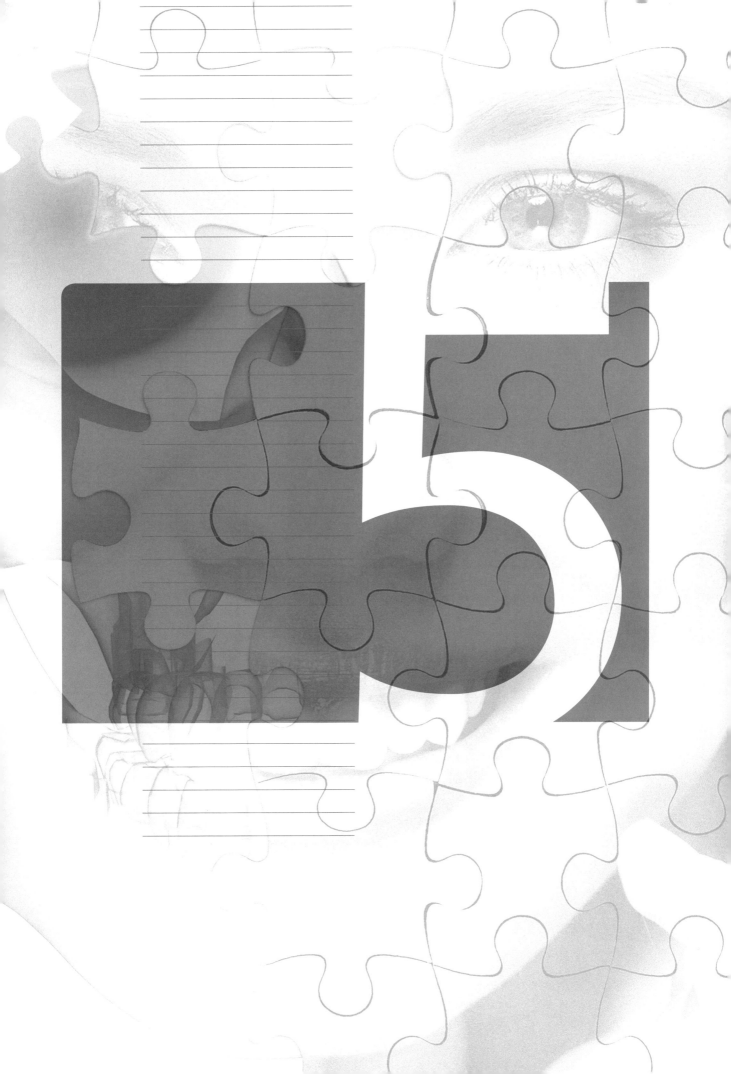

正中关系
Centric Relation

正中关系（CR）指髁突位于关节窝内最符合生理的位置，历史上CR有过多种不同的定义，例如髁突在关节窝最后最上位或者最前最上位等。目前CR更多代表着髁突与关节盘之间的协调关系。

CR定义为髁突在关节窝内的生理位置，髁突位于关节内居中的最上最前位，并且关节盘位于髁突与关节结节后斜面之间；当它与最大牙尖交错位一致时还被称为肌骨稳定位，此时咬合与关节都表现出良好的稳定性。CR与MI的一致性是咬合–关节稳定协调的保障，并且可以避免过度负荷的出现，是预防咬合相关的颞下颌关节疾病最重要的因素。

通常认为，正中关系是唯一一个依赖于铰链轴定位而可重复的下颌位置，此时下颌处于向上、向后的位置。在用蜡或者硅橡胶进行咬合记录以确定髁突正中关系位时，必须避免强迫下颌过度向后，如果施加的力过大，为了避免关节盘受到过度压缩，机体会保护性地使髁突向前运动。在正中关系时髁突与双板区保持一定距离，因此不会产生疼痛。笔者常说：

"寻找CR需要如对待生活那样温柔。"

在出现颞下颌关节疼痛时，定位正中关系同样需要轻柔，如治疗程序中需要戴用𬌗垫，那么可能在治疗开始找到CR比较困难，但是随着牙医在𬌗垫上开始调𬌗，以及随着佩戴的过程，一旦疼痛开始缓解，肌肉将逐渐松弛，并且关节后区炎症也会随之消退。在一些特定情况下，可能需要花费2~3年时间才能确定最终以及稳定的CR。

CR中髁突的位置决定了它可以发生旋转（围绕水平轴/铰链轴），此时在前牙区的开口度为20~25mm。临床上能够调整垂直距离，但不会导致髁突位置紊乱，其中非常重要的理论基础正是来源于正中关系，因为这个过程中髁突只是绕着铰链轴发生了单纯的转动。

图5-1所示为一种引导下颌进入CR的操作手法，医生在闭口末期开始进行手法引导，当引导患者闭口出现第一个咬合接触时，所显示的咬合接触就是早接触。

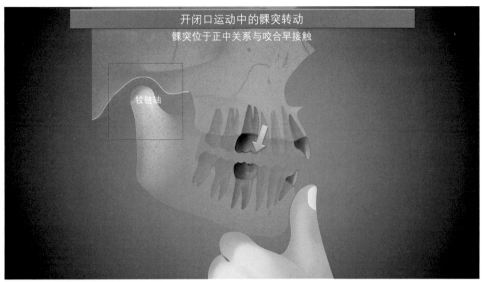

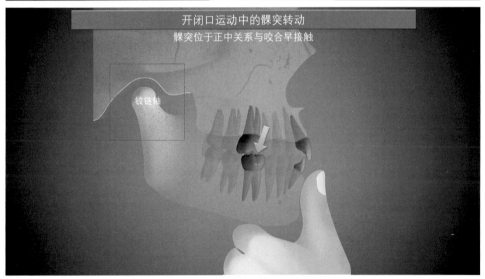

图5-1　开闭口运动中的髁突转动。保持髁突位于正中关系（CR）能够使早接触显现出来，在早接触出现之前，髁突只是绕着铰链轴转动而没有滑动，如果在早接触位置用力紧咬，将会迫使髁突偏离CR。

　　如上所述的早接触对于颞下颌关节、咀嚼肌以及牙列、种植体、骨、修复体及其各部件都是非常有害的，如果再受到情绪压力的影响，很可能会迫使患者出现不自主紧咬或磨动牙齿。

　　当副功能运动开始出现时，因为所有闭口的力都集中于这些早接触点上，所以在早接触点区域承受了极大的压力和超载负荷。因而需要去除这些早接触点，以获得CR（髁突位置）与MI（牙齿）协调一致（图5-2～图5-4）。从而在磨牙和前磨牙𬌗面上，才能够确保咬合力通过较小的接触区域进行合理分散。去除异常负荷还可以使髁突回到其生理位置CR，在这个位置髁突受到关节盘的保护，而且位于关节窝正中。

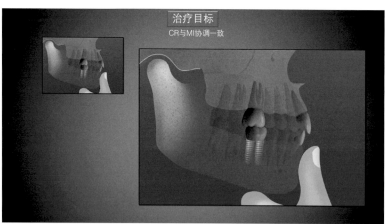

图5-2 开闭口运动中的髁突转动。保持髁突位于正中关系（CR）能够使早接触显现出来，在早接触出现之前，髁突只是绕着铰链轴转动而没有滑动，如果在早接触位置用力紧咬，将会迫使髁突偏离CR，进而使种植体和修复体承受巨大的咬合负荷。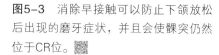

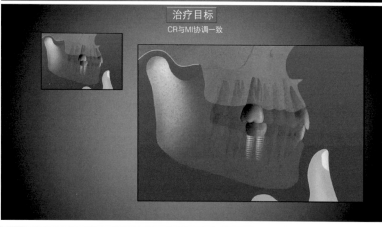

图5-3 消除早接触可以防止下颌放松后出现的磨牙症状，并且会使髁突仍然位于CR位。

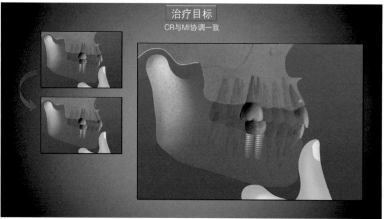

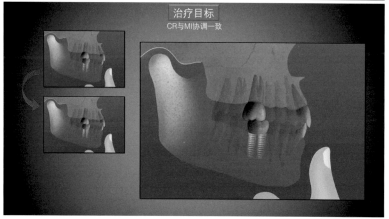

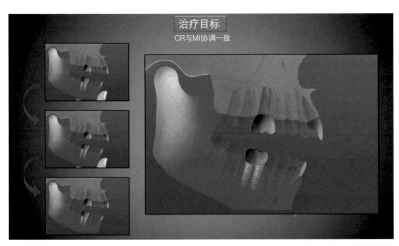

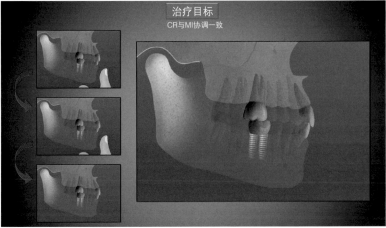

图5-4 此时嘱患者咬至最大牙尖交错
𬌗，患者不需要医生的引导可以自如地
稳定在CR位。

在后面相应的章节（第8章）将对早接触和
𬌗干扰进行深入的阐述。

那么为了获得CR与MI协调一致，需要选择
什么时机来进行调𬌗治疗呢？一定是已经出现
病变的时候才可以吗？这些问题将在早接触和
𬌗干扰内容的相应章节深入地阐述。首先我们
认为消除早接触和𬌗干扰不需要以病变出现为
前提，因为目前无法预知疾病会在什么时候被
影响因素诱发而显现病变。不管怎样，一旦患
者的疼痛症状消失，医生就可以开始着手进行
调𬌗治疗，建议研究模型先上半可调𬌗架进行

咬合诊断分析流程，之后才能在口内进行调𬌗
治疗。

咬合需要为咀嚼食物、发音和吞咽等这些
口颌系统功能做好最基础的准备，这一点是很
重要的，但更为重要的是，口颌系统还需要为
副功能运动的出现做好充足的准备。

基于这一点，可以这样来解释，人类机
体对于可能出现的异常问题具有重建和预防的
生理机制。在直接修复、冠修复、牙齿支持的
义齿修复体、种植支持的固定修复体、调𬌗治

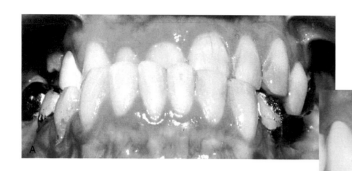

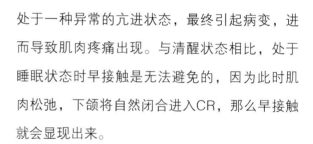

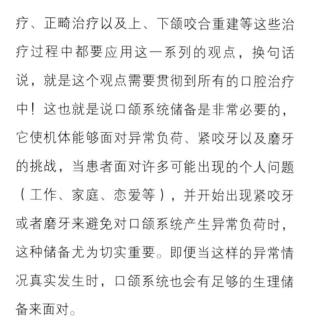

图5-5 （A）显示患者初始MI位的咬合状态；（B）治疗后MI位的咬合状态。

疗、正畸治疗以及上、下颌咬合重建等这些治疗过程中都要应用这一系列的观点，换句话说，就是这个观点需要贯彻到所有的口腔治疗中！这也就是说口颌系统储备是非常必要的，它使机体能够面对异常负荷、紧咬牙以及磨牙的挑战，当患者面对许多可能出现的个人问题（工作、家庭、恋爱等），并开始出现紧咬牙或者磨牙来避免对口颌系统产生异常负荷时，这种储备尤为切实重要。即便当这样的异常情况真实发生时，口颌系统也会有足够的生理储备来面对。

预防性调𬌗这种治疗方法是否正确？因为无法从科学的立场给予证实，所以还不能判断这种治疗是否正确。因而目前只能依靠临床逻辑分析来进行判断，也就是常说的"临床共识"。通常情况下患者并不会意识到早接触的存在，因为机体为了回避病理性的和不适的咬合接触，刻意将下颌放置在一个位置，这个位置不同于CR，那么与下颌位置相关的肌肉就会

处于一种异常的亢进状态，最终引起病变，进而导致肌肉疼痛出现。与清醒状态相比，处于睡眠状态时早接触是无法避免的，因为此时肌肉松弛，下颌将自然闭合进入CR，那么早接触就会显现出来。

保持患者处于CR与MI协调一致的状态，不仅可以带来咬合的舒适感，还能够防止下颌后牙区域出现牙齿磨动的异常情况。消除早接触能够起到松弛肌肉的作用，还可以避免种植体周围和牙齿周围牙槽骨处的负荷异常，以及避免施加于修复体和固位螺丝上的负性杠杆力。

夜间当患者处于睡眠状态时，躺在床上，咀嚼肌松弛放松，下颌处于姿势位，如果患者出现紧咬牙而没有磨动，这时后牙只会受到沿着牙体长轴的异常负荷，如果此时CR与MI保持协调一致，那么这种垂直向的异常力与侧向力相比危害较小。后牙区稳定的咬合起到保护关节和防止关节囊及关节韧带过度拉伸的作用。

后牙区咬合稳定性、协调的牙齿尖窝吻合状态以及一个唯一稳定的位置（CR与MI保持一致而且可以重复）这3个条件保证了肌肉与韧带复合体的位置稳定性，在以上这些因素共同作用下，使颞下颌关节髁突位于关节窝的正中。这也恰恰强调了避免出现早接触和殆干扰的重要性，因为它们可以导致异常杠杆力的出现。

当患者出现反复紧咬牙时，如果CR与MI存在不一致，那么这种明显的颌位不协调最终可能导致关节韧带不可逆性的拉长。因而需要将椅位调整在垂直和水平坐姿两种情况下，均进行定期调殆处理。这样操作的原因在于韧带在各种髁突运动（转动和滑动）中的重要性，它保证了关节盘始终处于适当的位置。

在日常生活中，在CR位时中髁突位置的变异较小，因此对于需要大范围改变咬合的病例和磨牙症患者，建议定期进行咬合评估及调殆治疗（根据具体病例一般1~3个月）。而对于一般病例情况，一年进行一次咬合评估就已经足够。

正中关系相关临床病例

接下来分享的病例可以帮助证实正中关系在诊断阶段中的重要性，在全口重建时需要引导下颌至CR，并确保口颌系统在这个颌位进行重建。从图5-5A可以看出，不借助外科手术手段，只靠正畸治疗和结合天然牙列及种植体进行的修复重建，是不可能达到图5-5B所示治疗效果的。但是通过引导下颌至CR后，则完全推翻了最初的诊断（图5-6），在这种情况下可以不手术而只进行正畸治疗，也能够获得良好的前导。

拔除左侧上、下颌后牙并同期种植（图5-7），在种植体的辅助下将上、下颌前牙移动到更为合理的位置，然后依据治疗计划和本书详细描述的咬合原则，采用修复的方法进行咬合重建，最终实现如前所述的治疗结果（图5-8，请注意序列治疗的过程）。

这个病例的治疗关键点为如何在正中关系下获得良好的前导，在此类病例中主要依靠

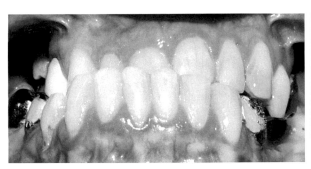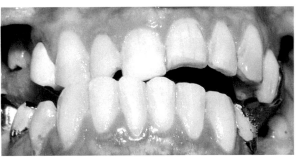

图5-6 当引导患者下颌至CR位时，咬合关系发生了巨大的变化！CR位对应的前牙咬合关系近乎"切对切"，正畸治疗由Sabino Ochandiano医生完成，种植体的外科植入由Ramón Martínez医生完成。

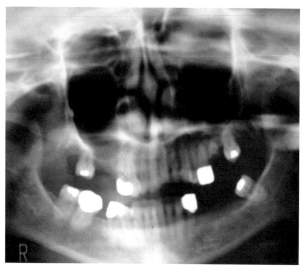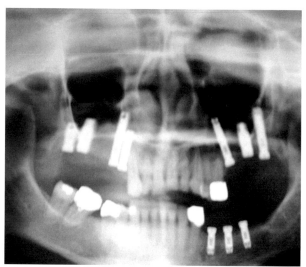

图5-7 种植体植入前（左图）、后（右图）的全口曲面断层片。

正畸医生来实现前伸验分离，一旦达到这一目标，接下来就可以通过种植修复来为双侧后牙提供稳定性保障，当然充足的垂直距离以及3~4mm的覆验也是治疗成功的保证。

图5-9为患者治疗结束15年后的全口曲面断层片，截止本书写作时，患者仍然没有出现任何功能紊乱症状。

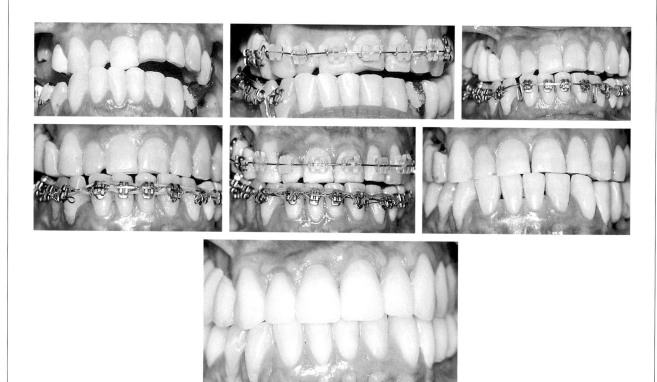

图5-8 序列治疗临床照片：从中可以清晰地看到咬合改变的过程和最终的结果，所有的改变都是在正中关系下进行的。

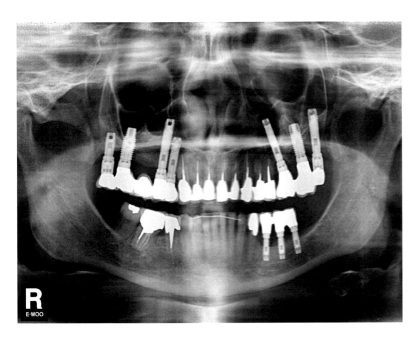

图5-9 患者治疗结束15年后的曲面断层片。

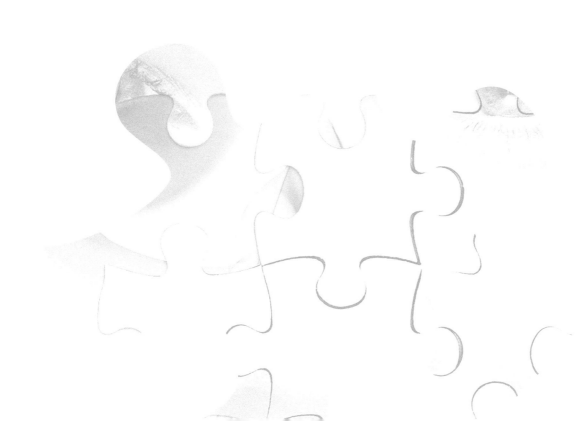

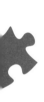

（提取码：dnkx）

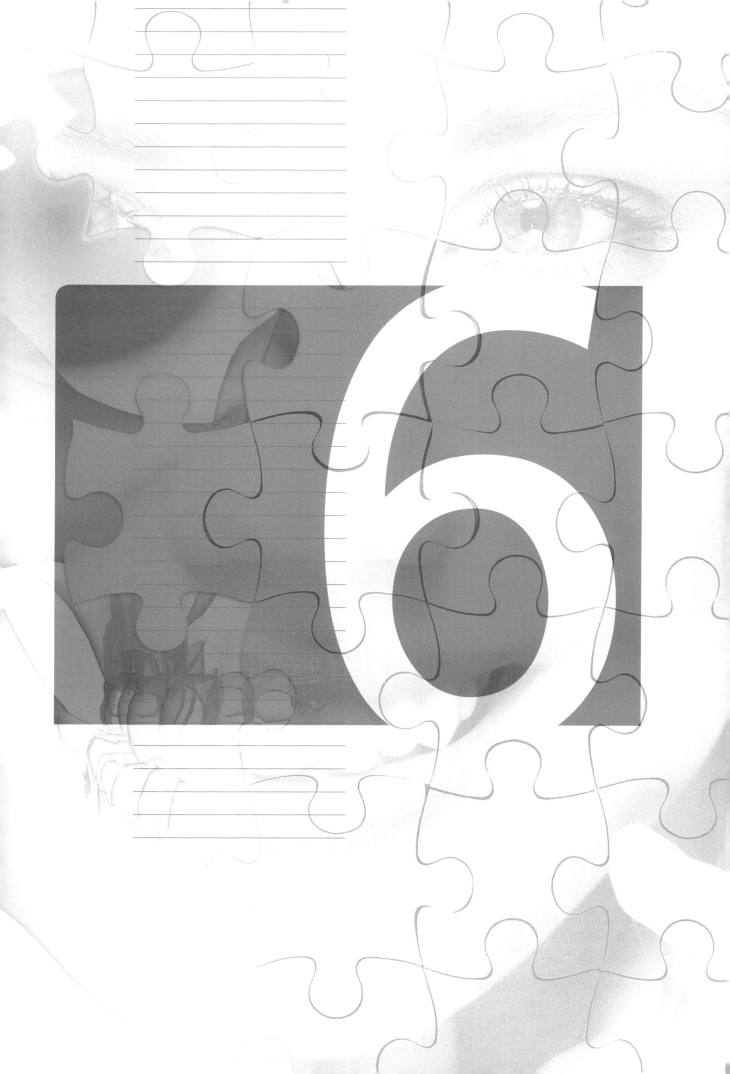

双侧后牙咬合稳定性
Bilateral Posterior Occlusal Stability

殆面解剖形态简介

殆是所有咬合重建治疗实现的各项要求中最为重要的，其含义主要包括如下两个方面的内容：

—侧向运动中最主要的引导方式是前导，前文提到前导包括"尖导"和"后组引导"两种形式，有些情况下认为后组引导也是生理性的。

—后牙解剖形态包含功能尖和非功能尖、窝和斜面、边缘嵴和三角嵴以及溢出沟，这些沟在工作侧、非工作侧和前伸运动中为牙尖提供了分离路径。

实现颞下颌关节（TMJ）–髁突稳定性的重要目标之一是后牙的咬合接触，具体地说就是"双侧后牙咬合稳定性"。

对于种植修复来说，因为种植体的直径与天然牙相比较小，所以其整个殆面的范围也会相应缩窄，但是承担功能的咬合面积并不能缩

减太多。

无论如何，殆的基本原则仍然具备普遍规律，如下所述：

● 上颌腭侧和下颌颊侧功能尖与对颌咬合窝之间的对应关系。

—每半侧上颌牙弓的功能尖包括2颗前磨牙（各有1个功能尖）和2颗磨牙（各有两个功能尖），一共6个功能尖，也就是说上颌牙列一共12个腭侧或者舌侧功能尖，前磨牙为舌尖或者腭尖，磨牙为近腭尖和远舌尖。

—每半侧下颌牙弓的功能牙尖包括2颗前磨牙（各有1个功能尖）和2颗磨牙（各有3个功能尖），一共8个功能尖，也就是说下颌牙列一共16个功能尖，2颗前磨牙为颊尖，磨牙为近颊尖、远颊尖和远中尖。

—此处没有涉及第三磨牙，因为第三磨牙在患者中已经较少见到，而且很多时候即使存在也都已经被拔除。

● 全牙列的功能尖一共有28个，因此必须

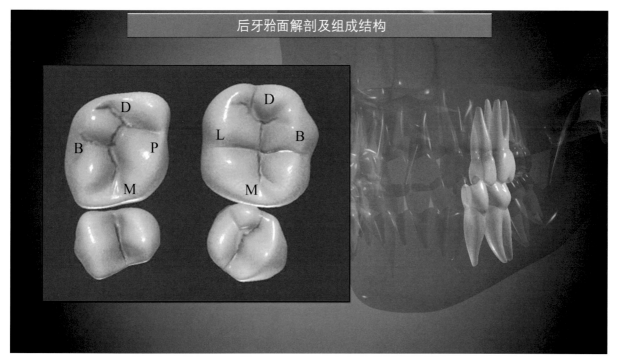

后牙殆面解剖及组成结构

图6-1 后牙包括磨牙和前磨牙的解剖形态以及殆面结构图，可见上颌腭侧功能尖咬在对应下颌功能咬合窝内（近中[M]、远中[D]、颊侧[B]以及腭侧[P]或舌侧[L]），下颌功能颊尖咬在上颌功能咬合窝内。

存在与之相对应的咬合窝（上颌16个、下颌12个），这样才能行使正常的咀嚼功能（图6-1），由图可以看出这些复杂的解剖结构是如何实现定位和描述的（近中[M]、远中[D]、颊侧[B]以及腭侧[P]或舌侧[L]）。

● 除上述功能牙尖之外的其他牙尖都称为非功能尖，主要是位于上颌颊侧和下颌舌侧的牙尖。

● 上颌的功能咬合窝包括前磨牙的近中窝和磨牙的3个窝。在下颌牙列，功能咬合窝包括前磨牙的远中窝和磨牙的中央窝与远中窝（不包括近中窝）。

● 理想殆的关系为"牙对牙和尖对窝"，但有时也会存在"牙尖对边缘嵴"的关系。

● 另外一个很重要的殆面解剖结构是"溢出沟"，它能够允许功能尖在工作侧、非工作侧和前伸运动中顺利分殆，避免出现有害的咬合接触。这里需要着重强调一点，在非正中运动中后牙区一定要避免出现有害的咬合接触。

第8章将深入讲解此类在侧向运动中出现的有害咬合接触，也就是我们常说的"殆干扰"，本章针对"溢出沟"及其具备回避殆干扰作用的走行方向进行详细阐述。

在图6-2中，圆圈标注的髁突为"工作侧"髁突，做旋转运动，而非工作侧髁突则向下、向前和向内运动。两侧牙列上的黑点对应着上颌磨牙近舌尖的咬合位置，红线则代表旋

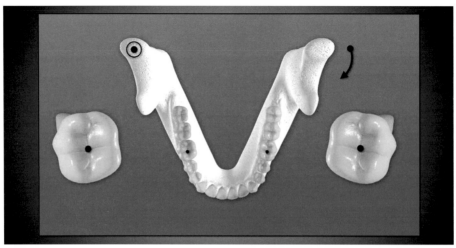

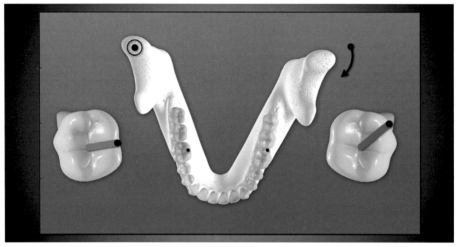

图6-2 用圆圈标注的患者右侧髁突为工作侧，黑点代表对颌牙尖在其对应的咬合窝中接触的位置，右侧工作侧（红线）和左侧非工作侧（蓝线）的溢出沟允许对颌牙尖实现𬌗分离。

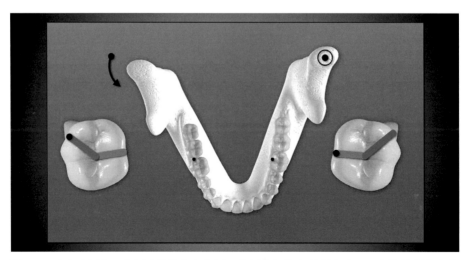

图6-3 患者右侧非工作侧（蓝线）和左侧工作侧（红线）的溢出沟。髁突旋转侧发生变化，使侧向运动时，上颌近舌尖从对颌中央窝自由无接触地实现𬌗分离。

转侧也就是工作侧磨牙的窝沟方向，也就是说当右侧为工作侧时，右侧下颌第一磨牙的中央溢出沟方向应为水平向内的方向；当患者左侧髁突为非工作侧时，蓝线代表了左侧上颌近舌尖的分离方向，其方向为向后、向外，对应着左侧下颌第一磨牙中央窝的非工作侧溢出沟。

在图6-3中可见当患者右侧髁突为非工作侧，左侧为工作侧时，在牙列上对应的窝沟走向。此时的情况与上一段描述的内容类似，只是因为工作侧、非工作侧互相颠倒，所以相应的窝沟出现在对侧的磨牙上。换而言之，右侧下颌磨牙中央窝对应于非工作侧溢出沟（蓝线），方向为向外、向后；左侧下颌磨牙中央窝对应工作侧溢出沟（红线），方向为水平向内。

在图6-4中，随着双侧髁突直向前运动，可以观察到参与前伸运动的溢出沟，在双侧第一磨牙处的溢出沟的方向为直向后（白线）。

考虑到与上颌牙尖相对应的情况，在下颌牙列上包含了12个咬合窝，为了避免出现有害的咬合接触，就必须对应存在36条溢出沟，如果再加上第三磨牙，那么总共应该是16个咬合窝和48条溢出沟（图6-5）。

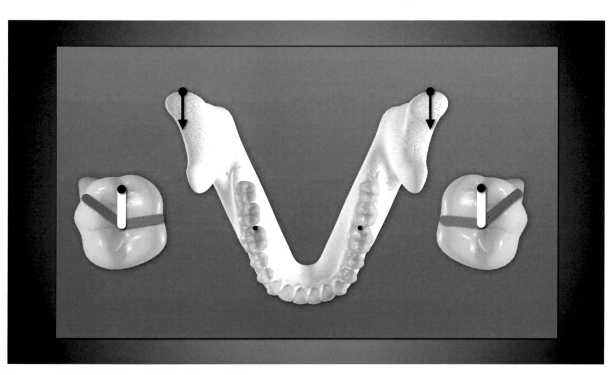

图6-4 双侧前伸溢出沟，方向为直向后。

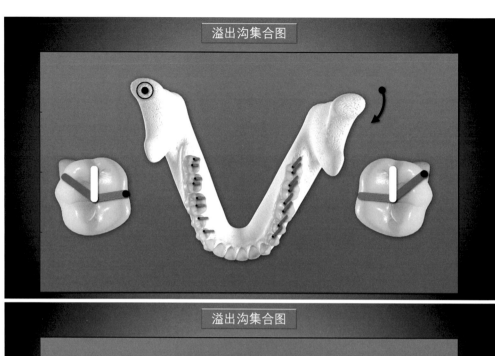

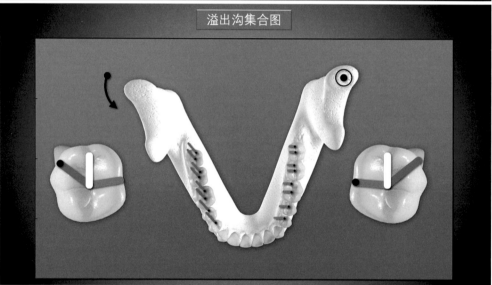

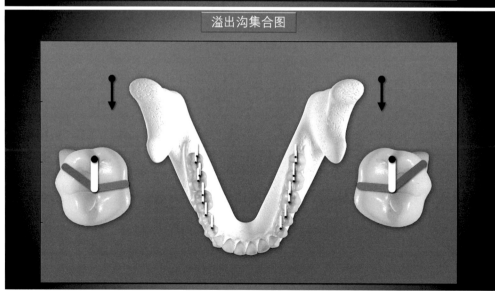

图6-5　对应髁突工作侧、非工作侧和前伸运动时双侧后牙的溢出沟。

在患者出现侧向型副功能运动时，这些解剖形态特点对于防止后牙出现有害的咬合接触是非常重要的，这时的理想状态应该是只有前牙接触（如尖导）。

因而必须认识到𬌗的各组成部分之间是相互影响的，首先如上所述，非正中运动中唯一的咬合接触应该位于前牙（如尖导），而MI位时上颌牙尖咬合在下颌咬合窝内（前面已经讨论过），而下颌牙尖咬合在上颌咬合窝内，这就意味着为了避免在侧向和前伸运动中出现有害的咬合接触，上颌磨牙需要从咬合窝作为起点为对颌牙尖提供分离通道，也就是前面讲到的溢出沟。

图6-6显示出下颌磨牙的远颊尖咬合在上颌中央窝内，并且可见右侧下颌尖牙沿着右侧上颌尖牙腭侧的近中斜面进行滑动的过程。

当患者的工作侧为右侧时，其工作道的方向为横行向外（红线），而作为非工作侧的左侧，其滑行道的方向为向前、向内，方向正对朝向同侧的尖牙（蓝线）（图6-6下图），我们将它称为Stuart沟，因为这条沟是由Stuart教授第一个进行描述和定义的。图中可以看出，Stuart沟把上颌近腭尖分成了两部分，这就是为什么我们把上颌磨牙描述为具有3个功能尖的磨牙，但是实际上这条沟在天然牙列中并不存在。

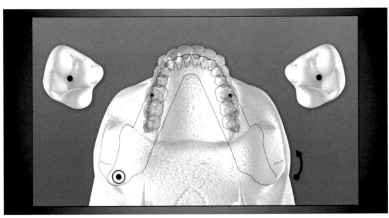

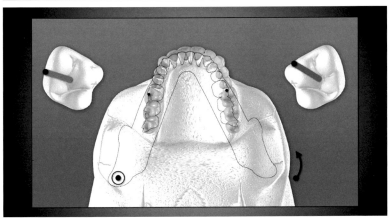

图6-6 上、下颌咬合关系。黑点代表下颌远颊功能尖及与之对应的上颌中央窝，右侧工作道（红线）和被称为Stuart沟的左侧非工作侧滑行道。标记圆圈的右侧髁突为工作侧。

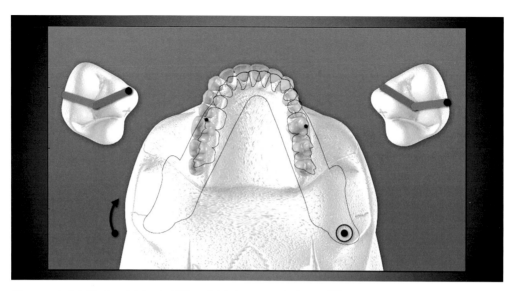

图6-7　当右侧为非工作侧而左侧为工作侧时的Stuart溢出沟。

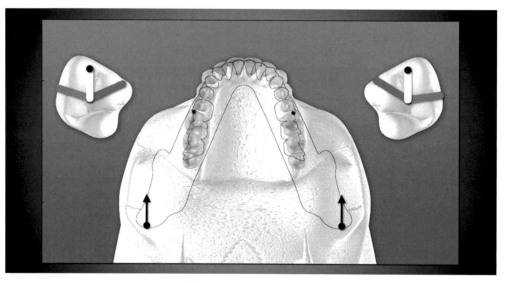

图6-8　白线代表双侧前伸溢出沟。

图6-7是工作侧换为对侧时，相同情况下的溢出沟情况。在图6-8中患者下颌做前伸运动，前伸道的方向为直向前。

与下颌一样，上颌也存在很多咬合窝与下颌的功能尖发生相互嵌合的接触关系，半侧牙弓有8个咬合窝，那么全牙弓就是16个，也就是

说在非正中运动中必须存在48条溢出沟才能保证牙尖顺利分离（图6-9），如果再加上第三磨牙则一共为22个咬合窝和66条溢出沟。

此外，还有一个需要考虑的重要问题，就是Bennett运动是否会影响到溢出沟的方向，事实上由图可见，这种下颌的限制性运动的出现

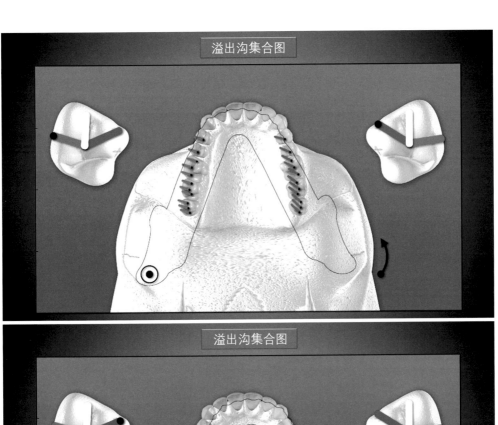

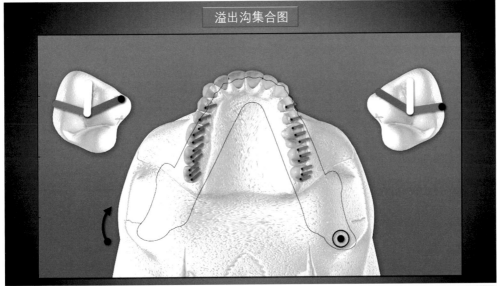

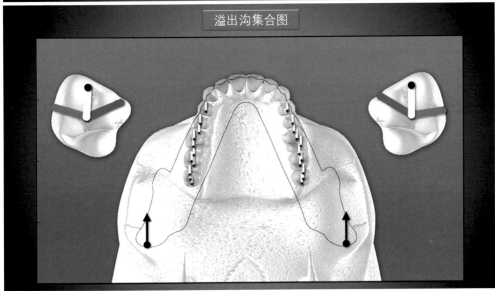

图6-9 上颌功能咬合窝对应的所有溢出沟。

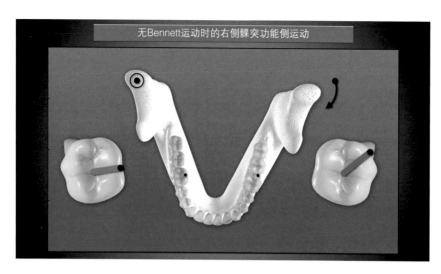

图6-10　没有伴随Bennett运动时的右侧髁突功能侧运动，相对应的溢出沟如图所示。

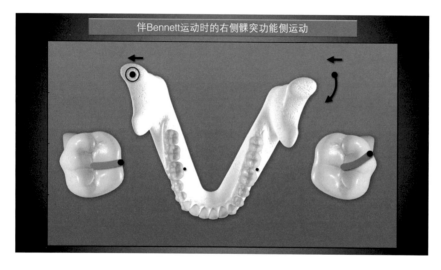

图6-11　Bennett运动引起溢出沟通道的改变以及工作侧髁突的向外移动。

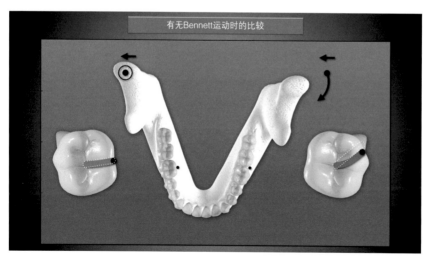

图6-12　有无Bennett运动时的比较，叠加图显示出两侧溢出沟的差异，对前伸溢出沟没有影响。

与否确实会影响到溢出沟的方向（图6-10~图6-14）。从某种程度上来说，如果髁突旋转的中心点位置发生改变，那么当髁突同时向外移动时，将会影响到溢出沟的方向，所以引导出Bennett运动是非常重要的，根据情况如有必要再进行调𬌗治疗（图6-15）。

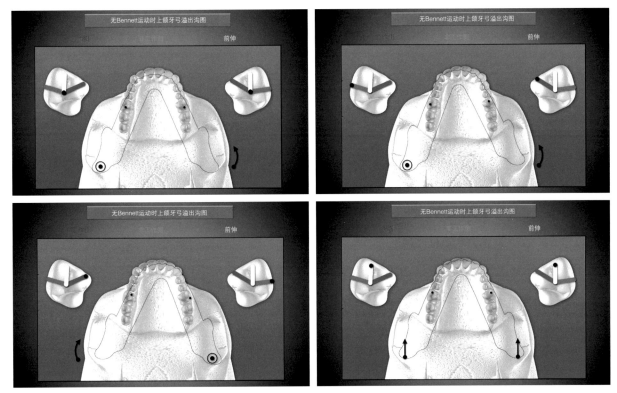

图6-13 与上颌磨牙中央窝对应的工作侧、非工作侧及前伸溢出沟，下颌远颊尖咬合于此处。

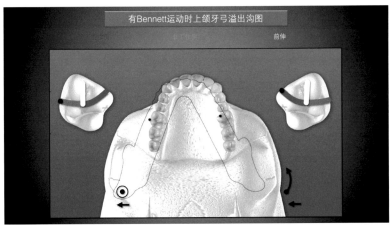

图6-14 显示出Bennett运动对工作侧和非工作侧溢出沟方向的影响，Bennett运动对前伸运动无影响。

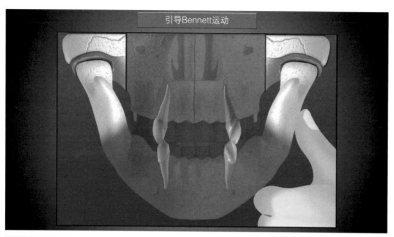

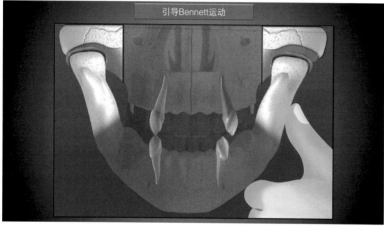

图6-15 临床医生来引导Bennett运动。

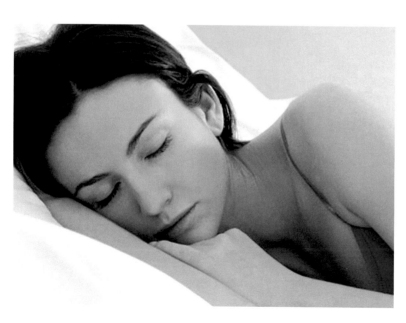

图6-16 不自觉引导出的Bennett运动。

很多患者都需要引导Bennett运动来进行检查，因为当患者躺在床上时，常常会不自主处于前述的下颌偏移位置（图6-16），再考虑到人群中磨牙症发生率为8%~31%，所以在这个位置患者很容易出现磨牙现象，而有充足证据证实调𬌗治疗可以逆转这样的磨牙症状。

双侧后牙咬合稳定性的重要性

对于后牙区磨牙的咬合接触来说，CR与MI的一致性是非常重要的，因为这样才可以保证正中关系时髁突的稳定性。

图6-17显示的情况只有在前牙区即切牙存在咬合接触，而对于TMJ来说，这种咬合状态是非常危险的。

咬肌位于下颌骨的中后部，是颌面部表面可以触及的一对咀嚼肌。由此可知，当患者出现紧咬牙这类副功能运动时，如果此时只在前牙区存在咬合接触，伴随咬肌的收缩，下颌会在咬合接触的作用下出现旋转（图6-18）。这个过程同时还会伴有颞肌的参与，它位于面部更后方并且附着于喙突。此时支点位于前牙而后牙无咬合接触的状态，将导致下颌向后、向上旋转，进而髁

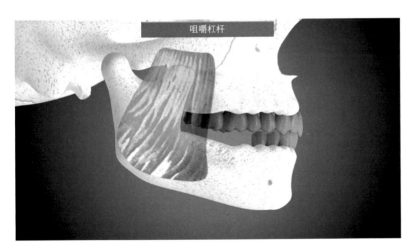

图6-17 第一个咬合接触位于前牙区：请注意咬肌。咀嚼杠杆使颞下颌关节（TMJ）处负荷增大，闭口过程中的力最终也会作用于上颌第一磨牙。

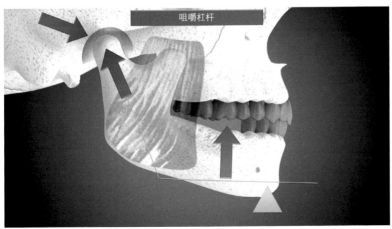

图6-18 图示下颌如何向上旋转，导致TMJ内双板区受到压迫。

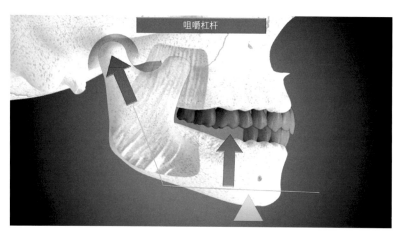

图6-19 咬合接触延伸到第二前磨牙，关节处所受压力将降低。

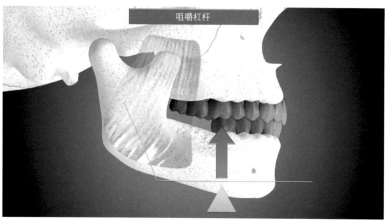

图6-20 当咬合接触延伸到第一磨牙，下颌将不会出现旋转。

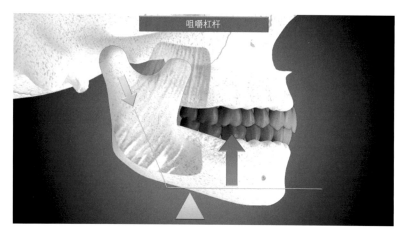

图6-21 当咬合接触延伸到第三磨牙，下颌也不会出现旋转。

突会压迫双板区，最为糟糕的结局是出现关节盘向前移位，从而导致疼痛和弹响症状的显现。

一般来说，咀嚼力的中心应该集中在上颌第一磨牙附近。当后牙区咬合功能接触只位于前磨牙区域时，就会出现类似前面提到的髁突

旋转，这时出现的症状程度与紧咬牙型副功能运动相比要轻，但仍然可能导致类似的病变（图6-19）。

在上颌第一磨牙处建立咬合接触就可以抵消如上旋转力的影响，或者至少保证要在上颌第

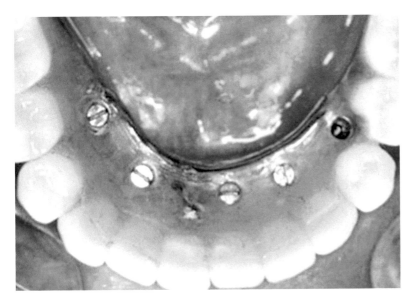

图6-22　口内的咬合支持必须保证至少延伸到第一磨牙，这张临床口内照片为每侧包含两个悬臂的混合支持修复体。

一磨牙近中牙尖处建立咬合接触，由此产生的咀嚼力作用于TMJ就不会导致异常压力集中的结局（图6-20）。

当第二和第三磨牙组出现咬合接触时，也会发生同样的抵消旋转力的作用（图6-21），这时MI位的咬合接触与CR位是协调一致的。

对于全口咬合重建，咬合接触至少要保证延伸到第一磨牙区域，哪怕是类似于前磨牙形态的局部悬臂也可以满足要求。对于混合支持

方式的修复体，前述的咬合要求同样适用（图6-22）。

而当全部后牙缺失时，最好的治疗方案是尽可能保证每个游离端有2~3颗种植体的支持，这正是图6-23病例中采用的后牙修复原则，其治疗方案还包括正畸治疗和前牙的贴面治疗。

在对双侧后牙缺失病例取硅橡胶咬合记录时，需要注意咬合力杠杆的影响，如果患者用力咬合至MI，前牙接触部位成为支点，使下颌随之

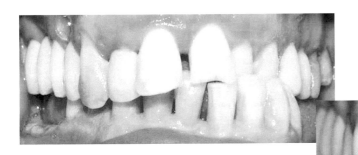

图6-23　双侧后牙咬合稳定性丧失（左图）。病例完成后的生理𬌗照片（右图）。上颌前牙贴面修复（由José María Botella医生完成），双侧种植支持的固定修复体（种植由Ricardo Fernández医生完成）。

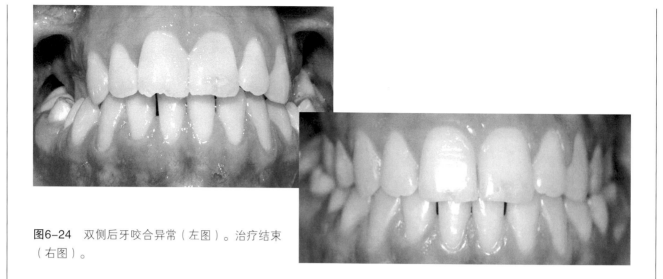

图6-24 双侧后牙咬合异常（左图）。治疗结束（右图）。

发生旋转，后牙缺失间隙的高度就会出现降低，因此进行咬合记录时必须嘱患者轻咬在MI。

在某些特定情况时，后牙咬合异常会引起双侧关节负荷过重，进而导致关节盘损伤和骨关节病。图6-24（左图）显示前牙区咬合关系良好，但是后牙区存在垂直距离的丧失，在结合小种植体进行正畸治疗之后，才能在后牙区保证充足的咬合高度，这样最终真正达到"咬合稳定"（图6-24右图），关节窝内髁突处的异常负荷才能得以消除。

（提取码：dnkx）

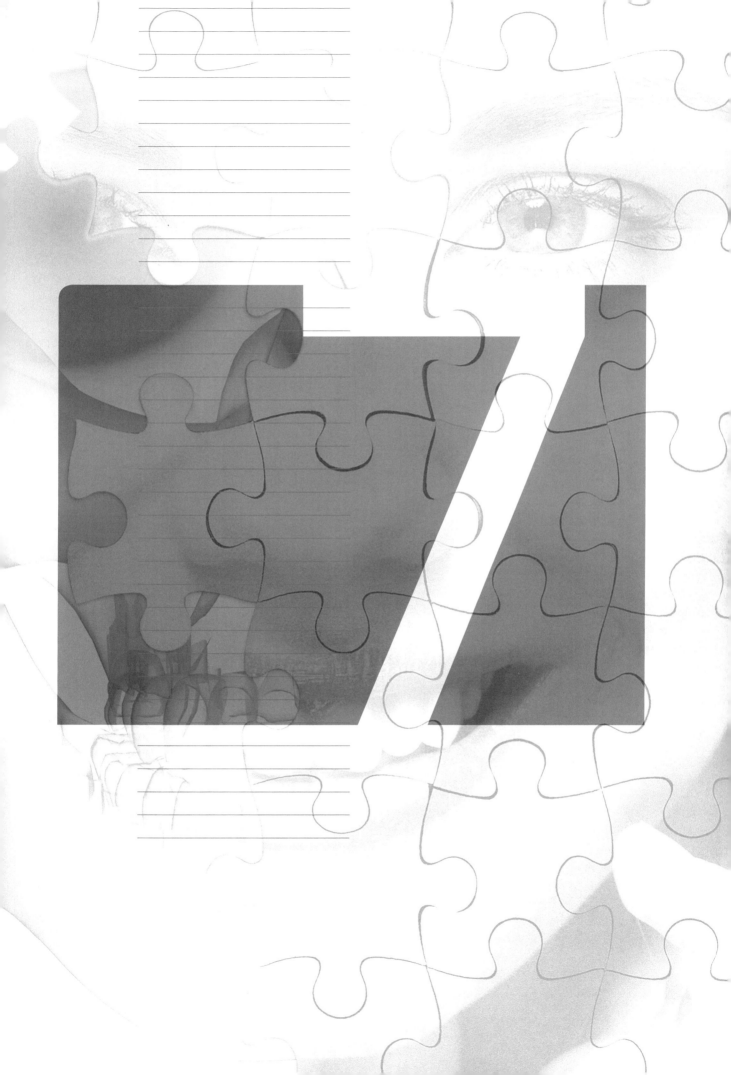

垂直距离
Vertical Dimension

人处于姿势位时，上、下颌牙齿不发生接触，分离间隙为2～4mm，称之为"息止验间隙"（FIS），或者"息止功能间隙"（FFS），此时的面部垂直距离称为"休息垂直距离"（RVD）。当上、下颌牙齿发生咬合接触时，面部的垂直距离则称为"咬合垂直距离"（OVD）。因而在保证前牙区覆验的形式和大小程度的同时，保留后牙区磨牙高度和解剖特点同样很重要。

图7-1（上图）显示当髁突位于正中关系位时，下颌围绕铰链轴进行旋转而没有滑动。由图7-1的下图（A部分）所示情况可见，闭口时种植体处负荷过重同时前牙表现为开验，这个病例中患者的垂直距离增加非常明显，即使咀嚼肌出现适应性伸长，可能也无法适应这样的改变，进而导致肌肉出现病变。

在图7-1（下图）中，通过对上、下颌磨牙进行简单的解剖形态修整后，就解决了图中

7-1A部分出现的问题，从而避免了种植体处的过度负荷，并能够重新获得前导。在没有出现异常负荷和副功能运动的时候，咀嚼肌对肌肉长度的改变有着很强的适应能力。如有必要可以短期戴用验垫来帮助缓解患者的疼痛症状，并恢复其生理性垂直距离（VD）。

因此，在合理咬合诊断的临床环节中，最重要的一步为在半可调验架上对研究模型进行咬合分析。

增加垂直距离的影响在前面已经分析过，当垂直距离降低与肌肉长度缩短这两种情况共同出现时，伴随着压力和副功能运动（正中或非正中位置的紧咬牙），患者将会出现疼痛症状。

在前面已经讨论过，建立OVD、FIS和RVD的重要性，对它们进行评估时需要患者保持直立坐姿。

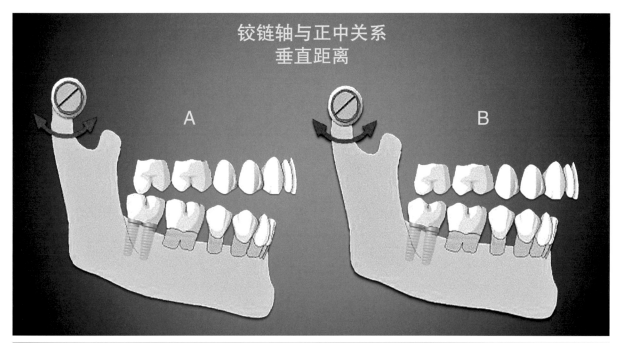

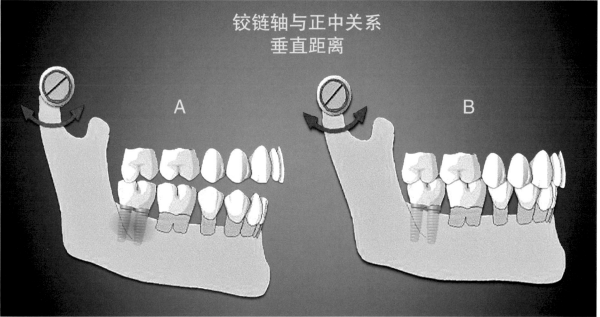

图7-1 在正中关系位时，髁突围绕铰链轴旋转，垂直距离（VD）发生改变，但是髁突的位置保持不变。通过修整第二磨牙的解剖形态可以使前组引导得以恢复。

建立合理垂直距离的方法

下面介绍几种用来辅助确定患者垂直距离的方法：

a）对于前后牙区都存在釉质大量丧失的病例，必须在半可调𬌗架上先制作诊断蜡型，这将有助于揭示理想解剖形态（CR位）与其对应功能之间的协调关系。以新的咬合高度作为参考，制作𬌗

83

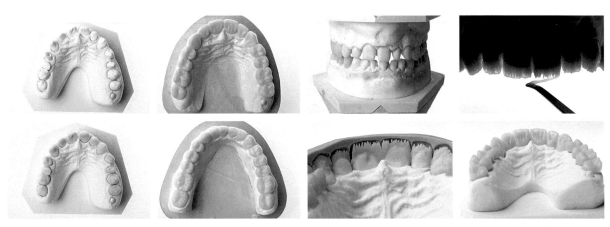

图7-2A　上、下颌研究模型经面弓转移颌位关系后，在半可调𬌗架上进行诊断蜡型分析，这时新的垂直距离关系具有充足的高度，为暂时修复体的制作提供了充足的空间（Mr Joaquín García Arranz, CDT）。

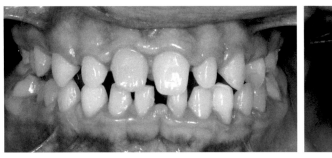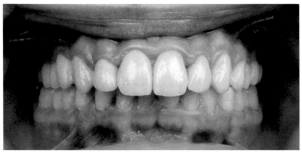

图7-2B　根据这种"诊断饰面"技术制作的临时修复体需要戴用2个月，然后再换为增强的丙烯酸树脂临时修复体，戴用到患者年满18岁。有些暂时修复体会在不久后换为种植体修复，有些暂时修复体经酸蚀粘接后保持3~4年。

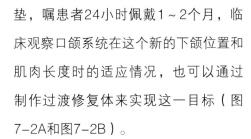

垫，嘱患者24小时佩戴1~2个月，临床观察口颌系统在这个新的下颌位置和肌肉长度时的适应情况，也可以通过制作过渡修复体来实现这一目标（图7-2A和图7-2B）。

b）另一个确定FIS是否过大的方法为引导患者下颌处于自然放松位置，然后测量上、下颌前牙之间的距离（理想的距离应为2~4mm）。

c）此外，面部外形轮廓也可以为垂直距离的确定提供大量有用信息。如果患者表现为过度衰老面容、面部明显的皱纹以及伴有下颌前伸，那么这些状态都预示

着垂直距离的丧失。

d）发音是另一个需要考虑和密切关注的因素。当患者发字母"S"音时，必须闭口将上颌切牙闭合在下颌切牙上才能完成，而当出现垂直距离降低的情况时，由于患者的牙齿无法靠拢在一起而只能发出口哨音，老年人在交谈、演讲、祷告等场合，如果需要发出包含很多"SSS"音节的词语时将会表现得尤为明显。通常用来验证垂直距离是否过低的一个非常适合的单词是"Mississippi"。

当遇到需要提高垂直距离的特定情况

时,应用前面讲述的语音测试是非常必要的。每当上、下颌前牙闭合发出"S"音时,后牙区如果出现接触就会产生"咔嗒"的声音,此时上颌下前牙之间的间隙测量为0.2mm,我们把这个间隙称为"最小发音间隙"。

同样重要的还有"F"音的测试,其参与的主要牙齿是上颌前牙。在发音过程中,上颌前牙轻贴下唇。如朗读"fifty"这样的词就可以为确定上颌前牙的长度提供参考信息。

e)上颌前牙在口内具体的位置如下所述,

当闭口于最大牙尖交错位时,前牙覆

殆应不超过4mm,这样就比较容易确定下颌前牙的位置,进而能够维持一个比较合理的垂直距离(图7-2C)。在面部放松时上颌前牙切缘暴露在上唇外2~3mm,另一方面其龈缘外形曲线与笑线保持平行,上颌前牙冠长10~12mm。下颌前牙切缘暴露于下唇外1.5~2mm。需要牢记的是,覆殆应为3~4mm,覆盖应为2mm。上颌前牙暴露量的大小是下颌前牙的2倍。唇的倾斜度以及尖牙都为后方前磨牙和磨牙的位置提供了重要参考,同时后牙的定位还要考虑Spee曲线(有些特定情况

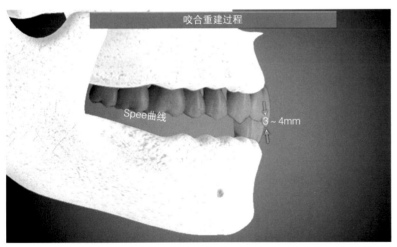

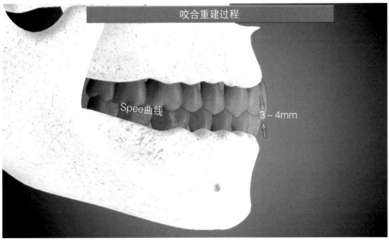

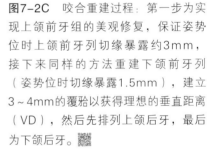

图7-2C 咬合重建过程:第一步为实现上颌前牙组的美观修复,保证姿势位时上颌前牙列切缘暴露约3mm,接下来同样的方法重建下颌前牙列(姿势位时切缘暴露1.5mm),建立3~4mm的覆殆以获得理想的垂直距离(VD),然后先排列上颌后牙,最后为下颌后牙。

并不存在）和Wilson曲线（根据尖牙倾斜度进行变化）。在上颌后牙的位置确定之后，下颌后牙的位置根据其自身解剖特点以及对应上颌的尖-窝关系来确定。因此，根据正中关系位的尖牙接触关系以及前述的覆𬌗关系就可以确定垂直距离（OVD），其他牙齿的位置则根据美学和功能原则来实现最终的确定。

f）吞咽方法：在吞咽口水时，上、下颌牙列发生接触，并且最终的运动也会涉及下颌姿势位，因此也可以用来辅助验证FIS。

g）另外一个需要考虑的指标是面部长度，其具备的三等分特性如下所述：

—第一个1/3起于颏部下缘，止于鼻底，唇保持轻闭于姿势位。

—第二个1/3起于鼻底，止于眉的上缘。

—最后一个1/3从眉到发际线（秃顶患者例外）。

在建立了垂直距离关系之后，需要临床医生判断是否需要去抬高还是降低，因而获得个性化的生理垂直距离是临床最常用到的技术。

增加垂直距离

图7-1显示增加垂直距离的成功与否依赖于以下两个要素。

—第一个要素是肌肉对于垂直距离增加的适应能力。肌肉不能承受"等长"收缩时出现的异常负荷，也就是说肌肉发生收缩但没有出现运动，这种情况会发生在患者于最大牙尖交错位紧咬牙但没有出现位移时，这时肌肉收缩是无效的。因此，在垂直距离发生增加或降低后，患者"反应"良好是因为这两种情况都不属于"等长"收缩。

—第二个要素为在正中关系时垂直距离的变化并不会改变髁突的位置，因为在这个过程中髁突只是单纯做旋转运动。因而在髁突-关节盘-关节窝复合体内不会出现异常负荷，髁突的原始位置也保持不变，所以不会影响髁突对于异常负荷所具有的终生的"适应能力"，也不会改变关节软骨的"缓冲"特性。

垂直距离相关临床病例

如何增加垂直距离

在需要时增加垂直距离有3种方法：

—增加上颌牙弓的垂直高度（图7-3）。

—增加下颌牙弓的垂直高度（图7-4）。

—上、下颌牙弓垂直高度均增加（图7-5）。

如何确定垂直距离是否出现降低，必须去研究和分析面部美学和𬌗的相关表现：如面部明显的皱纹、牙体组织的缺损、颏部前伸等。

在当前的这个病例中，患者第一次来就诊

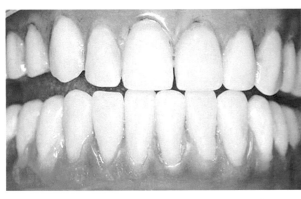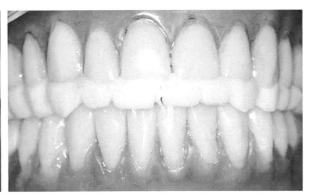

图7-3　用丙烯酸树脂制作可摘𬌗垫来增加垂直距离，通过改变𬌗平面来改善牙列的美观效果。

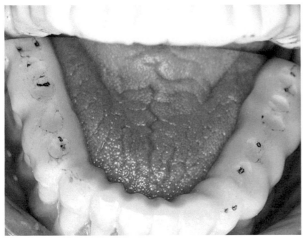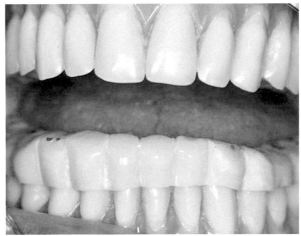

图7-4　戴用𬌗垫来增加下颌垂直距离。

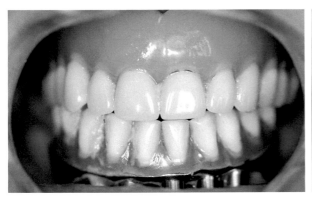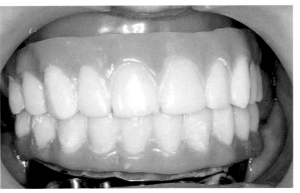

图7-5　在同一个修复体上制作不同的覆盖义齿会使上、下颌的垂直距离都发生改变。

时陈述有轻微头痛病史，而且还提到她预约了外科医生，因为她注意到"自己的下巴向前长长了"。

经过面部分析发现，患者颏部确实向前移位并且嘴唇的丰满度欠佳，通过在其口内放置棉条，嘱患者进行快速咬合动作，可以改善其面部的美观效果。而在姿势位时患者的息止𬌗

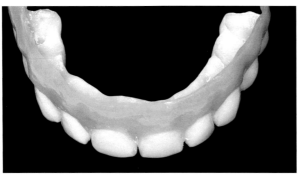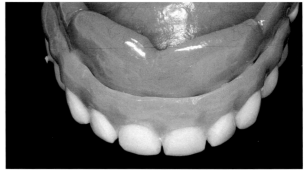

图7-6　请注意上颌的覆盖义齿，戴入后垂直距离最少增加7mm，下颌覆盖义齿应随之相应变化。

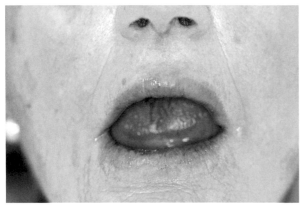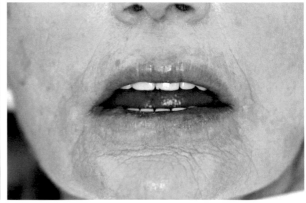

图7-7　上、下颌牙弓的垂直距离均增加，放松时上颌前牙切缘暴露在唇缘下方3mm，而下颌前牙暴露量为1.5mm。

间隙非常大，这就说明垂直距离有明显丧失。

　　为患者取印模和记录咬合关系，之后根据面部美学标志以及颏部位置，获得新的垂直距离，借助咬合记录将研究模型上半可调𬌗架，然后将研究模型和𬌗架送至技工室，最终由技师来制作丙烯酸树脂加高覆盖义齿（图7-5和图7-6），这样就可以达到以下两个目的：

　　a）提高上下唇的丰满度。

　　b）增加垂直距离。

　　图7-7为上唇美观得到改善后的照片，上、下颌前牙都有一定程度暴露，姿势位时上、下颌牙齿暴露量的关系为2∶1（上颌前牙露出量为下颌的2倍），第一幅图为患者的术前状态。当下颌围绕铰链轴进行旋转时，上、下颌牙列之间的距离逐渐增加，垂直距离也会随之增加，图7-8可以看出再经过垂直距离增加之后，面部侧面轮廓美观性的不同表现。能够通过向后、向内移动颏部来达到改变其位置的目的，那么就没有必要再进行手术了。为了最终实现本病例的治疗效果，建立了新的垂直距

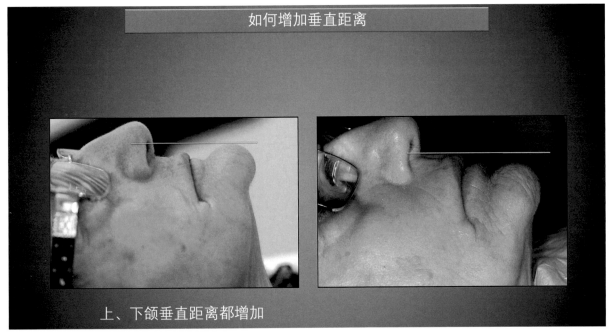

图7-8 治疗前（左图）和治疗后（右图）的侧貌轮廓。垂直距离的增加使下颌围绕铰链轴进行旋转，因此颏部显得更靠后。

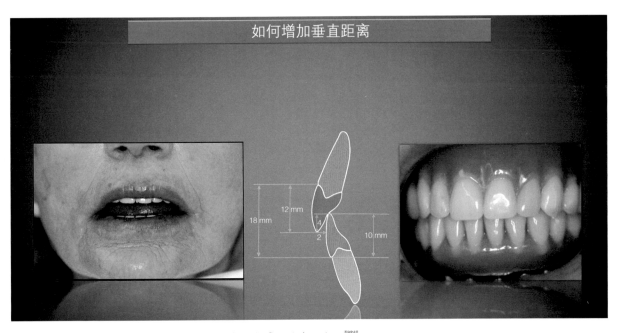

图7-9 美观照（左图）、覆𬌗（中图）和病例完成照（右图）。

离高度（图7-9），并且可以保证牙齿美学效果以及前组引导的实现，由图能够很明显地观察到恢复新的咬合解剖形态之后的效果。

尽管这位患者的垂直距离明显丧失，但是除了轻微头痛的症状外，并没有出现其他部位的疼痛症状，这表明患者能够适应目前的垂直距离改变。

此病例患者主诉的只是简单的面部和牙列美观性问题，经过佩戴"加高𬌗垫"1个月后，评估患者对新的口腔状况的反应，在后续的复诊时，患者主诉头痛消失、咀嚼功能有好转，并且牙齿的感觉变得舒适，到这个时候才决定继续进行修复重建。

在这些病例中，不论病因如何，因为夜间是紧咬牙和夜磨牙型副功能运动好发的时间段，所以都推荐戴用夜用𬌗垫，虽然它并不能解决垂直距离降低的问题。前面讲到垂直距离（VD）的降低会对肌肉带来非常大的影响，所以在本病例中，需要避免在已经降低的垂直距离（VD）上承受异常负荷，而𬌗垫正可以用来辅助维持垂直距离的生理高度。

如何降低垂直距离

接下来会详细叙述各种用来降低垂直距离的方法，简要罗列如下：

1. 调整后牙区咬合，加深咬合窝，牙尖形态改型重塑。
2. 后牙区降𬌗。
3. 后牙区拔牙。
4. 结合后牙区调𬌗、加深咬合窝以及牙尖形态改型重塑，然后进行正畸治疗。
5. 借助种植体压低后牙。
6. 应用微小种植体。
7. 正颌外科手术。

调整后牙区咬合

让我们设想在患者戴用𬌗垫一段较长的时间之后，一旦咀嚼肌群得到松弛，将下颌引导至CR位时就表现出前牙开𬌗。这种前牙开𬌗现象与戴用𬌗垫没有关系，只是说明患者在CR位时会表现出前牙开𬌗。𬌗垫的作用是松弛肌肉和便于找到患者的正中关系位。

直到现在，针对开𬌗的治疗方法还是通过正颌外科手术来建立理想的前导。然而众所周知，这种治疗方法有20%～30%的预后不佳（如紊乱症状可能再次出现或者加重）。

因此，对于很多表现为开𬌗的患者，给予调𬌗治疗将会是一种正确的解决方法。获得良好的前导，对之后在正中关系位建立双侧后牙咬合稳定性大有裨益。而对于一些特殊病例，可能需要将调𬌗治疗与修复、正畸、树脂或者贴面修复等治疗方法结合起来进行。

在正中关系位，髁突旋转能够增加垂直距离，与此道理一样，在后牙区，增加咬合窝的深度和改变牙尖形态都可以降低垂直距离。

对后牙𬌗面形态进行调磨降𬌗，可以在前牙实现降低1～3mm，甚至4mm的距离，图7-10（左图）为一个正在接受正畸治疗的开𬌗患者。

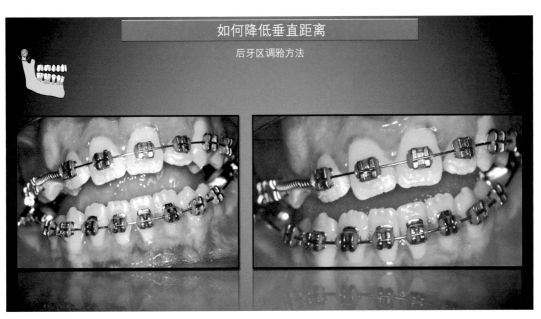

图7-10　患者来就诊时照片（左图），15分钟之后经过后牙区调𬌗治疗后闭口程度有改善，尖窝调整操作都是在正中关系位进行，可观察到垂直距离的降低。

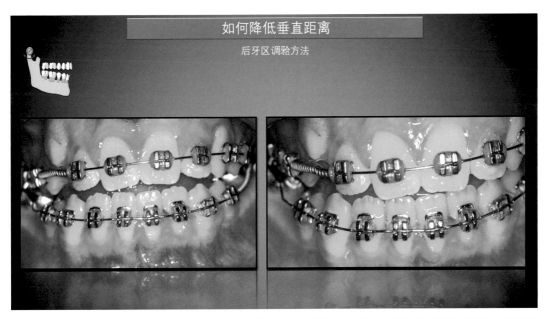

图7-11　15天后的第二次调𬌗（左图）与20天后的第三次调𬌗（右图），请注意前牙关闭咬合的情况及右侧上颌尖牙的萌出状况。

请注意，正在萌出的上颌尖牙，这个特征可以作为时间点的参考，能够印证后续照片显示的调𬌗效果与所标注的时间是一致的，如图7-10（右图）所示达到改变咬合窝和牙尖形态的效果只需要15分钟。

下一次调𬌗在15天之后，如图7-11（左图）所示，再经过5天后，再次调𬌗后前牙区开始出现咬合接触（图7-11，右图），请注意观察尖牙萌出程度的增加（图7-11，右图），与描述的复诊时间是匹配的。

笔者在25年前，针对前牙开𬌗总结了一套调𬌗方法，并且发表在名为《种植支持修复技术咬合重建》一书中（Quintessence Publishing，1999），书中详细介绍了如何通过改变牙尖形态和加深咬合窝来改变后牙组的解剖形态，来帮助实现垂直距离的降低，进而获得良好的前牙组功能。

在治疗前，为了预测可能的结局以及治疗成功的可能性，我强烈建议在半可调𬌗架上进行研究模型分析。有些时候，临床医生在调𬌗治疗前、中或后期还需要正畸医生的参与和帮助。最终可能还需要借助牙支持或种植支持的修复重建手段来恢复口颌系统功能。

接下来，针对上述的方法一步一步进行讲解，降低后牙垂直距离的调𬌗方法具体如下：

1. 由临床医生而不是患者引导下颌至正中关系位，用咬合纸来标记咬合接触，引导下颌时出现的第一个咬合接触，需要经过标记后磨除。
2. 采用同样的方法，渐次出现的咬合接触也同样去除。
3. 不断征询患者，以发现左侧或者右侧牙列是否存在有害咬合接触并予以消除。当然必须在保证具备牙体基本解剖特点的前提下，才能进行加深咬合窝及改变牙尖和溢出沟形态这些牙齿形态调整操作。
4. 正中关系时，对下颌的引导控制使髁突围绕铰链轴进行旋转，这时髁突只是旋转而不会改变位置。
5. 如果在调𬌗过程中牙齿出现敏感症状，那么建议改为对对颌牙进行降𬌗。
6. 如果上、下颌对应牙齿均出现敏感症状，则需要对突出𬌗平面更多的牙齿进行牙髓治疗，之后再进行降𬌗操作。
7. 对于在第三磨牙处出现早接触的病例，则需要拔除。
8. 如果牙列中所有后牙存在明显的位置不协调时，可能需要对相应牙齿进行牙髓治疗，以期获得前牙组牙齿密切接触的状态。
9. 对于个别牙齿错位引起的显著咬合不协调，可以酌情选择拔除这些牙齿，然后再进行种植修复。
10. 在调磨牙釉质的过程中，可能会使牙本质暴露而导致持续性的牙齿敏感，如果所有的保守治疗方法都无效，那么可以考虑采用预防性的牙髓治疗。
11. 在调𬌗治疗之后，接下来一个非常重要的步骤为对调磨的牙齿进行全面的抛光和局部涂氟。
12. 对于功能紊乱的患者，为了降低垂直距离而采用调𬌗治疗，每次复诊时都需要对𬌗垫进行调整。
13. 调𬌗治疗的目的是使CR与MI在闭口时协调一致，即使在侧向运动时不存在前导也无妨。
14. 通过降低后牙垂直距离的方法获得前导之后，必须立刻去除工作侧、非工作侧和前伸运动中存在的𬌗干扰。

15. 如果无法采用这种方法获得前导，那么直到通过正畸方法、保存牙科技术或者修复方法的帮助下建立前导之后，才能对𬌗干扰进行调整。

16. 在戴用最终修复体之前，建议先用树脂恢复尖导，并至少观察1个月，因为这个阶段尖牙的位置可能还会有变化。

17. 治疗结束之后，根据具体情况，最好让患者每3个月复查一次，一共持续2~3年，在复诊时如有必要可以适当进行调𬌗。

这项我们发明很多年的调𬌗方法，使很多患者不再需要进行外科手术，因此这种保守治疗策略是手术治疗的一种合理替代方法。

只是对于那些在𬌗架上经过诊断分析，确实存在骨性关系过度异常的患者，才需要通过手术治疗来解决。我们相信对于那些只是单单解决咬合问题就可以改善面部美观的病例，是没有必要进行外科手术的。

对于这个病例，是可以选择保守治疗方法的，所以需要告知患者有各种不同的治疗方法可供选择。如果治疗之后美观问题依然存在，而且患者有需求去改变，那么还可以选择微创的手术方案。临床中的很多情况，通过简单改变患者的咬合关系，排齐中线并且关闭开𬌗，就可以显著改善面部美观。

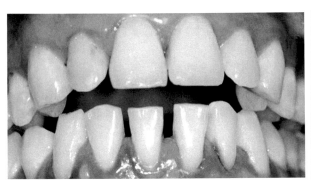 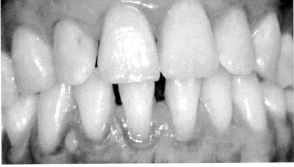

图7-12 患者最初开𬌗照（左图）和病例完成照（右图）。

后牙区降𬌗

　　一位表现为开口时面部肌肉疼痛症状的患者，同时伴有头痛，由图7-12可见前牙为开𬌗状态，而在后牙区只存在一个咬合接触。患者早晚均戴用𬌗垫，戴用3个月，直到疼痛完全消失。因为患者工作的原因，需要为其提供相对快速的解决方法，所以主要的治疗方法包括下颌后牙区降𬌗、根管治疗（下颌前磨牙和磨牙）以及固定修复重建（图7-13）。

　　最终为患者建立正中𬌗（CR与MI协调一致），具备良好的前组引导以及4mm覆𬌗为标志的垂直距离。在整个治疗过程中，周期性的调𬌗治疗与戴用夜间𬌗垫都是非常必要的，直到本书写作时，患者没有再次出现疼痛症状。

后牙区拔牙

　　在患者就诊时，如果表现为肌肉或关节疼痛并且伴有明显咬合异常时，还需要详细检查有无继发性影响因素，如精神压力或副功能

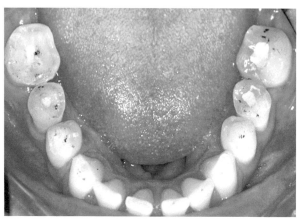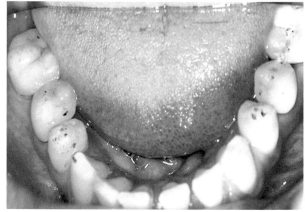

图7-13　后牙区牙髓治疗图（左图）和修复体戴入图（右图）。

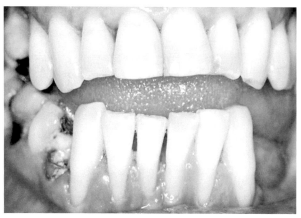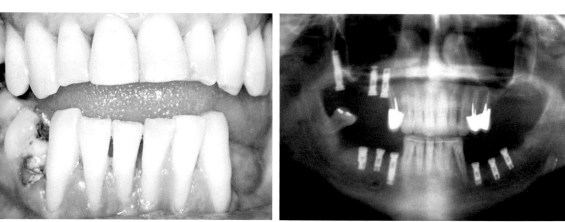

图7-14　下颌后牙区拔牙后植入种植体。

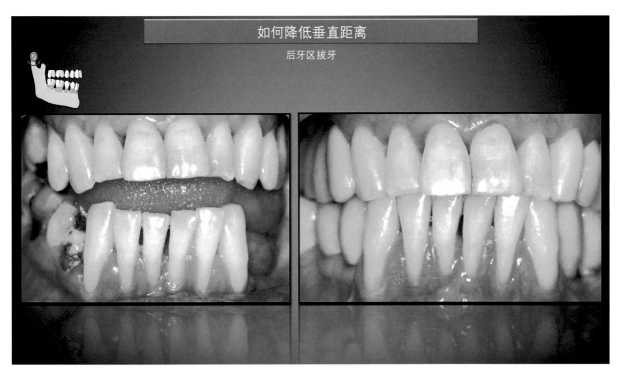

图7-15 采用固定修复方法进行咬合重建。

运动。无论如何，还是建议对患者进行调𬌗治疗。

治疗计划的第一步，同时也是最简单的一步为戴用满足最基本咬合原则的𬌗垫，然后再进行必要的治疗，以获得适当的前导。

有些时候，患者主诉的问题并不是疼痛，而是"咀嚼障碍"。图7-14中所显示病例的患者非常幽默，他抱怨自己无法吃热狗，因为当他用前牙咬热狗时，没有办法完全咬断面包卷，究其原因为上、下颌前牙之间存在非常大的间隙。

将此病例的研究模型上𬌗架进行咬合分析，可见后牙区牙体组织破坏严重，为了获得前牙区良好的咬合关系，采取拔除全部后牙，然后调整切牙和尖牙实现理想的咬合接触关系。本病例因为后牙组存在广泛而严重的牙体缺损，加上非常差的牙周状况，所以拔除是最好的选择。

影像资料显示，种植体位于上颌右侧区域以及下颌的左侧和右侧区域，而对于上颌左侧最好的解决方案是在两颗前磨牙制作单端桥（图7-15）。

经过治疗后，患者口颌系统功能恢复良好，成功的治疗使咀嚼功能恢复正常。

后牙区调𬌗及正畸治疗

虽说看似难以置信，但确实有如图7-16所示这样的病例，不需要进行手术就能够解决的情况。具体方法为针对后牙区进行调𬌗以及改变𬌗面形态的处理，实现前牙区的闭合，同时实现双侧的尖导，最终使患者免于手术。

借助种植体压低后牙

从某种意义上来说，这种方法也是基于后牙调𬌗的原理，因为压低后牙组可以降低垂直距离，同时压低会带来前牙区闭合加深（后牙每压低1mm会带来前牙闭合3~4mm）。

在此有一点需要着重强调：实现这种压低的改变必须是在髁突围绕铰链轴进行旋转的路径轨迹上完成，也就是说髁突不能出现移动，这样才能提高颞下颌关节（TMJ）紊乱病的预后可能性。

图7-17显示为一位伴有开𬌗的疼痛患者，首先需要佩戴轻微抬高垂直距离的𬌗垫，然后根据患者的病情进展和个性特征，如有必要再搭配物理治疗和心理治疗。

戴用𬌗垫的目的是创建前导、保证双侧后牙咬合稳定性以及使CR与MI协调一致（正中𬌗），而且戴用𬌗垫还可以消除侧向运动时的𬌗干扰以及早接触。

当患者疼痛消失时就可以开始正畸和种植治疗，有些时候临床医生可能会担心因为生理

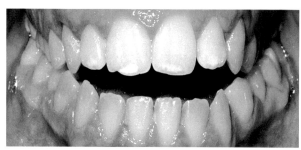
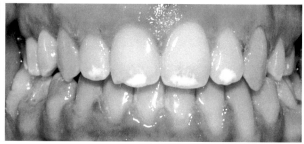

图7-16　结合后牙区调𬌗处理和正畸方法来关闭前牙咬合间隙，请注意前牙区唇面斑点（钙化不全表现）。

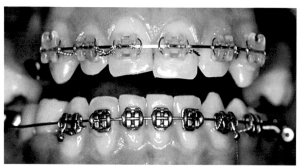
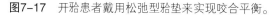
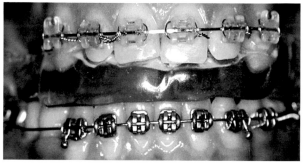

图7-17　开𬌗患者戴用松弛型𬌗垫来实现咬合平衡。

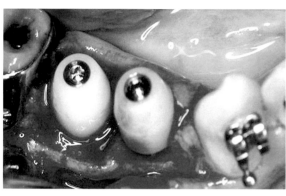 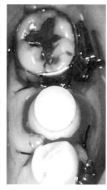

图7-18 植入下颌种植体。

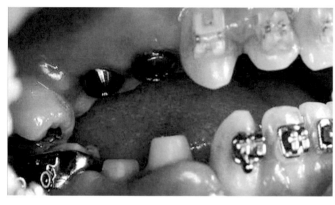 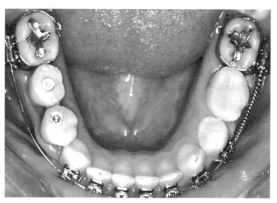

图7-19 种植支持的暂时修复体。这为压低后牙尤其是最远中端的磨牙提供必要的力的支持。

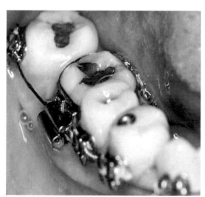 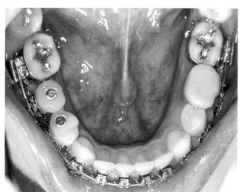

图7-20 压低第一磨牙。加深第二磨牙的近中窝可以减少压低的量。

稳定性的丧失而导致病情复发,所以会延长𬌗垫的戴用时间。

图7-18可见在下颌区域放置种植体,图7-19中戴入暂时修复体,正畸医生可以借助它们来压低后牙。

图7-20可见下颌两颗第一磨牙因为位置临近种植体,所以首先被压低,而第二磨牙的压低过程则更为复杂。

解决方法为通过改变咬合窝的形态来关闭前牙间隙,同时使后牙区咬合接触更为紧密

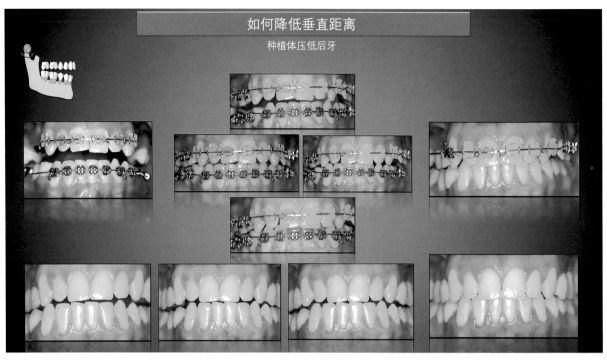

图7-21 获得最终美观效果和功能结果的治疗过程系列图。关闭前牙咬合的操作应在正中关系位进行。

（参见图7-21中治疗序列图）。在实现CR与MI协调一致之后，再着手建立前牙分𬌗引导及双侧后牙咬合稳定性。换言之，在治疗的第一阶段应用𬌗垫已经实现了这样的咬合目标，而对于缺牙区进行修复从选用种植体来实现。

应用微小种植体

这位来门诊就诊的患者之前曾做过双侧上颌手术（图7-22～图7-24），患者主诉为面部和TMJ处剧烈疼痛以及错𬌗导致的相应问题。患者抱怨其情绪压力很大，需要给予心理帮助支持。

为了达到压低磨牙的目的，非常有必要在后牙区放置微小种植体（图7-25），在治疗全部结束之后，可以将所有种植体移除。

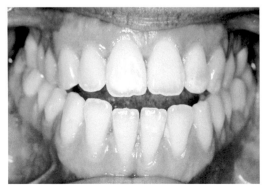

图7-22 患者来就诊时的照片（正面观）。可见前牙开𬌗和双侧后牙反𬌗。

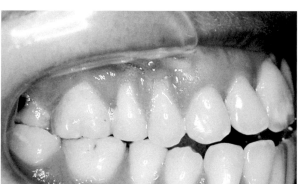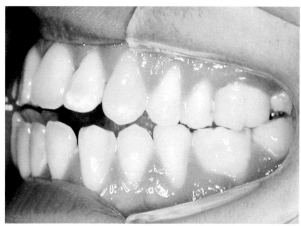

图7-23 右侧观和左侧观。

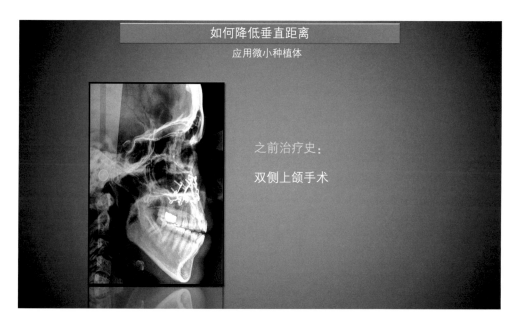

图7-24 侧位断层片（患者来就诊时所拍）显示之前双侧上颌曾行手术治疗。

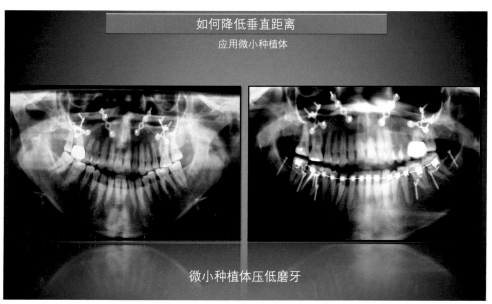

微小种植体压低磨牙

图7-25 全口曲面断层片显示应用微小种植体来实现压低后牙的效果。

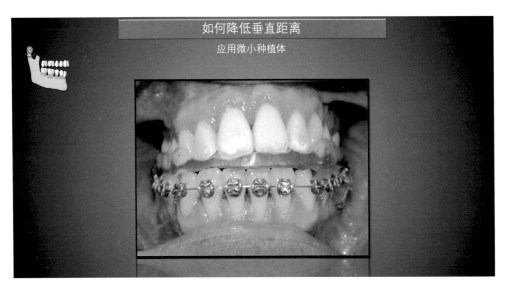

图7-26 上颌𬌗垫及下颌正畸治疗。

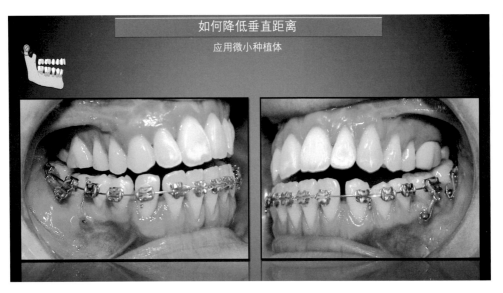

图7-27 只在双侧下颌第二磨牙处存在咬合接触：通过改变𬌗面形态来消除这种早接触以达到咬合闭合的目的。

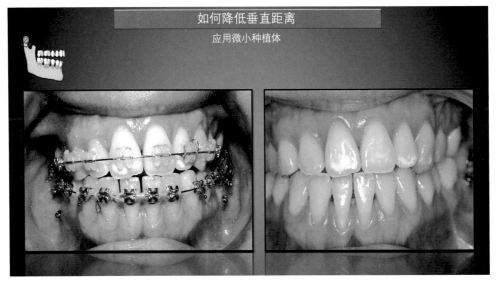

图7-28 正畸治疗结束，前牙闭合。

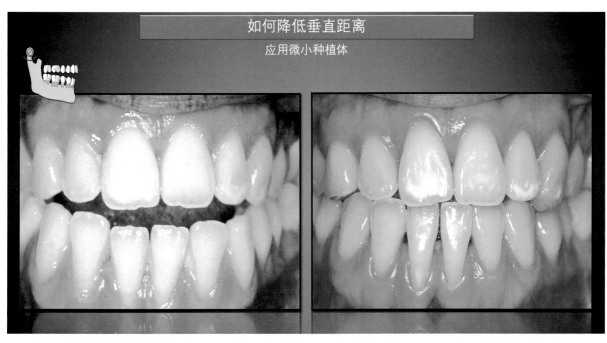

图7-29 病例完成照。

患者进行正畸治疗，上颌辅助使用𬌗垫（图7-26），每隔15~20天复诊调整一次。

图7-27可见只在双侧第二磨牙处存在较大的咬合接触区，通过加深咬合窝和修整𬌗面形态的治疗方法来避免出现这样的早接触。

图7-28和图7-29显示是正畸治疗后的结果，从视觉效果上来看不再显得那么引人注目，达到了美观的需求，并且最终实现了咬合、引导和稳定性等基本原则保障下的功能要求。

正颌外科手术

侵入性最强的治疗方法为用外科手术的方法直接关闭开𬌗，因此只有当没有其他治疗选择时我们才会向患者建议这种方法。而对于接受手术治疗的关节紊乱患者，其中20%~30%的患者还是会出现术后的一些问题。降低后牙区垂直高度的方法是前面列出的6个治疗方案中侵入性最小的一种，因其保证了髁突只是单纯地围绕铰链轴进行旋转，在关节窝内的位置保持不变。

即使暂时不考虑美观的因素，采用非手术而比较保守的治疗方案也可以获得良好的前导。所以选择侵入性最小的治疗方法总是最合理的，因为其结果更可预测，而且与手术相比治疗后的医源性问题更少。

选择手术治疗更适合于那些在治疗前存在TMJ病变但是却没有临床症状的患者，这样才能有比较好的预后效果。为了髁突-关节窝结构的健康，如果还有其他低创伤性治疗方法可供选择，我们就不会赞成选用手术治疗。

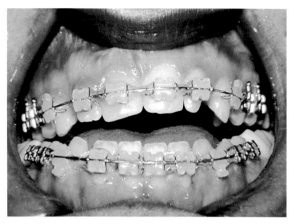

图7-30 伴有双侧后牙反𬌗表现的前牙巨大开𬌗患者。

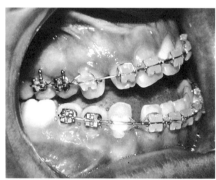
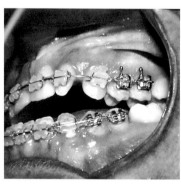

图7-31 正中关系位时下颌骨位于上颌骨的前方，此病例需要通过正颌外科手术来纠正咬合关系。

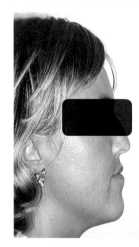
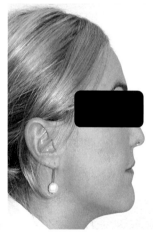

图7-32 术前（左图）和术后（右图）侧貌轮廓。

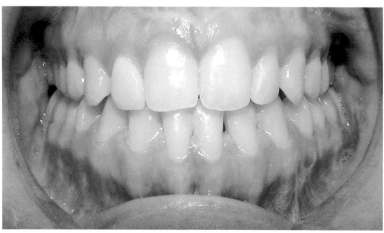

图7-33 正颌外科手术之后，双侧上颌侧切牙用瓷贴面修复后的正面照（Mr Juan Carlos Delgado, CDT）。

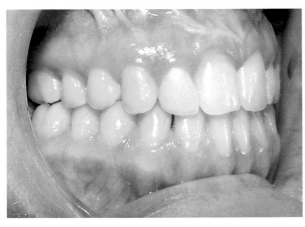
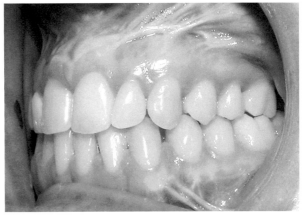

图7-34 右侧和左侧口内照，可见反𬌗得到纠正。

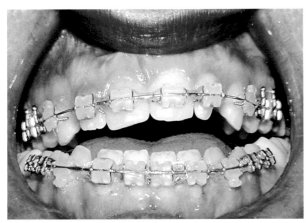
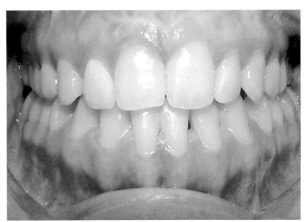

图7-35 治疗开始（左图）和结束（右图）照。

　　总之，只有对于在正中关系时下颌骨位于上颌骨前方的Ⅲ类关系患者（图7-30和图7-31），手术治疗才是其唯一的治疗方法。

　　由图片可见术前正畸治疗的过程，这是最终治疗结果的重要保证。

　　Ⅲ类关系经过纠正后可以看出侧貌轮廓的明显改善（图7-32），以及建立的良好咬合关系（图7-33和图7-34）。

　　这位患者在治疗之前并没有TMJ病变，但是根据此病例的手术治疗情况，必须每隔6个月检查一次咬合状况，持续不少于3~5年，这可以用来评价患者TMJ对其新位置的适应性是否良好，以及后牙咬合稳定性及前导是否保持良好。然后根据病例的具体情况来安排复诊随访，必要时进行调𬌗处理。

　　图7-35为患者的治疗开始和结束照片，可见术后建立了良好的右侧尖导和左侧前组引导，对于上颌侧切牙采用了瓷贴面进行修复。

（提取码：dnkx）

（提取码：dnkx）

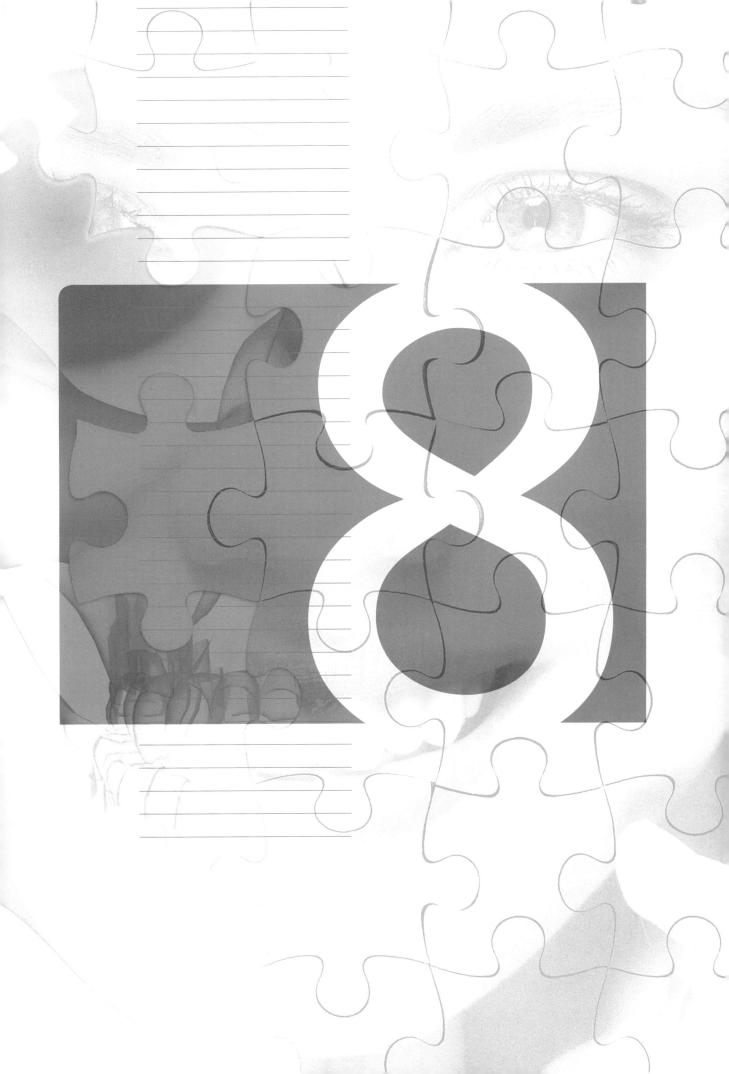

咬合相关疾病的病理机制：早接触和𬌗干扰

Etiopathology of Occlusal Problems: Prematurities and Interferences

早接触

早接触指的是当髁突位于正中关系时，下颌闭口至最大牙尖交错𬌗过程中出现的任何咬合接触。

总之，在闭口到MI位的过程中髁突位置应该保持在CR位不变，这样的目的是为了获得生理𬌗的状态（图8-1）。

考虑到颞下颌关节（TMJ）的解剖特点，关节盘与关节窝以及髁突之间关系非常密切，

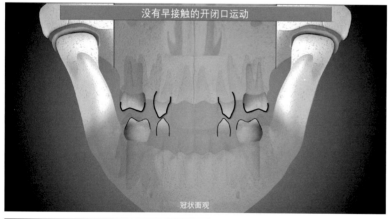
没有早接触的开闭口运动

冠状面观

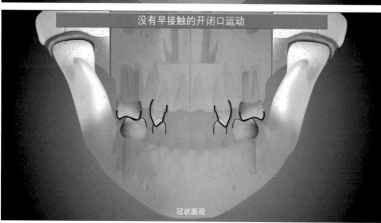
没有早接触的开闭口运动

冠状面观

图8-1 没有早接触的开闭口运动。请注意牙齿在最大牙尖交错𬌗的紧密咬合关系，以及髁突如何保持于正中关系。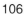

在CR位时关节间隙为1.5～2mm（图8-2）。任何类型杠杆力的出现都会导致关节内两个骨面受压，因此将会对此区域的生理状态带来负面影响，同理频繁的副功能运动也将危及上述区域的健康（图8-3）。在闭口过程中，早接触会使髁突出现向前、向后、向内、向外或者以上各方向运动的混合运动。因为髁突的外侧区域间隙最小（1.5mm），所以对异常负荷最为敏感且容易出现损伤。此外，侧副韧带的附着损伤也会导致关节盘的内侧移位。

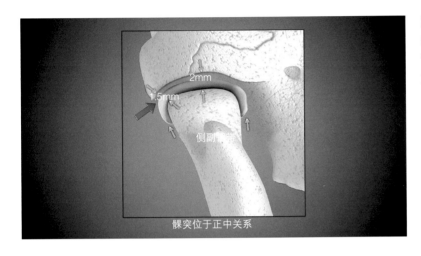

图8-2 正中关系位时髁突-关节盘-关节窝的相互位置关系的冠状面观。外侧区域是对压迫和负荷最敏感的部位，黄-绿色结构为侧副韧带。

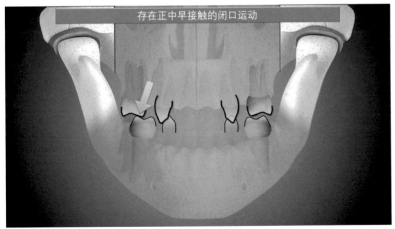

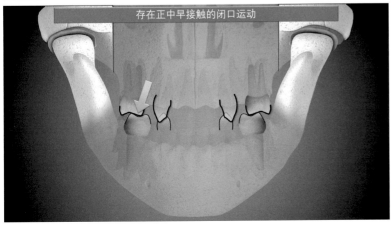

图8-3 存在正中早接触的闭口运动。显示出髁突向外侧移位。

有很多TMJ的相关研究发现，颞下颌关节这一生理结构受到的影响与咬合没有相关性，但是这些结果往往与学者在这个问题上的立场有关。而且这还取决于学者的教育背景，如他/她是否乐于接受那些即使借助科学方法也极难进行验证的假说，因为在验证过程中，涉及的变量（如进行调殆操作的医生、设计殆垫的人、患者的个体性格特征等）都会对最终结果带来影响。很多发表的结果显示TMJ与咬合这两个因素之间的相关关系并不显著，究其原因在于既没有阐明TMJ疾病的病因，也没有考虑到上面所述变量之间的直接关系。所以无论如何，我们不能忘记和忽略"医学共识"以及全世界各地牙医的临床经验。

对于每个个体而言，创伤和咬合损伤带来的影响各不相同，因为副功能运动习惯、情绪压力、适应能力以及疼痛阈值这些因素存在很明显的个体差异。这就可以解释为什么有些患者的病变很严重而且症状也难以忍受，但是有些人的症状却可以完全忽略。患者的性格特征也是非常重要的，常常会影响到TMJ病变的症状表现程度。

有些错殆可以一直保持稳定，只有在受到强大的个人精神压力作用时才会导致病变，否则其表现常常会被忽视。在某些特殊状况时，即使患者的修复体上存在高殆，但是因为其本身具有良好的适应能力，所以能够根据新的情

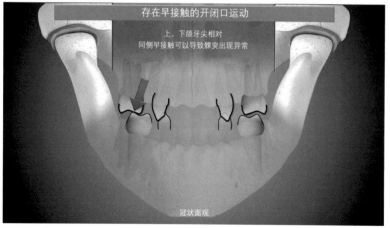

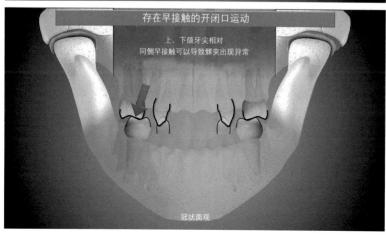

图8-4 闭口过程中上颌功能尖与下颌功能尖形成早接触，这种同侧的早接触会引起髁突移位，并导致颞下颌关节（TMJ）紊乱和髁突受压迫。

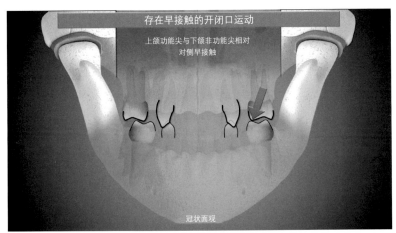

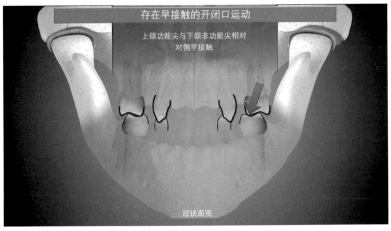

图8-5 上颌功能尖与下颌非功能尖形成早接触，髁突移位出现在与之相对的另一侧。

况进行自我调整，随着咀嚼肌和TMJ对新状态的适应，疼痛也会随着消失。

而对于早接触，在前面曾经提到它会导致髁突位置的改变以及在TMJ处产生巨大的异常负荷。

接下来的图片描述了早接触与髁突关节盘复合体改变之间的关系，首先需要了解的是冠状面的解剖形态特性。

图8-4中显示在右侧上颌功能尖与下颌功能尖之间存在一个早接触点，这个早接触会迫使右侧髁突向外侧移位，进而导致髁突与关节

窝之间的外侧间隙减小。在此病例当中，早接触与发生异常改变的髁突位于同侧，这也就意味着早接触可能会引起同侧的关节出现病变。但是在对侧髁突上，也就是左侧髁突上并没有出现类似的病变，因为它表现为向内侧的移位，这种情况不会导致负荷异常，只可能引起关节囊和韧带处承受相对较低的应力。因此似乎早接触出现的一侧与肌肉异常负荷带来的疼痛侧看上去具有明显的相关性，但在实际情况中并不是完全一致。

而在图8-5所显示的情况中，早接触引起的却是对侧髁突出现了更为显著的病变，髁突移位幅度超出了关节窝，在此病例中早接触点

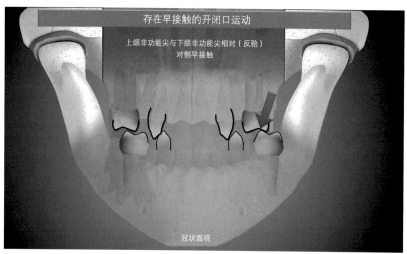

图8-6　上颌非功能尖与下颌非功能尖相对（反殆）。

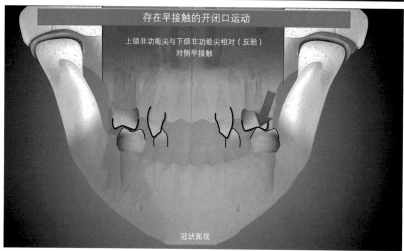

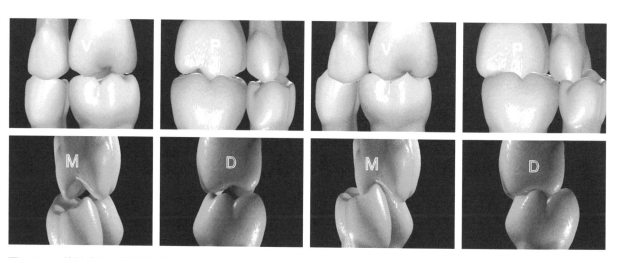

图8-7　早接触会导致髁突出现不同方向的移位，而且常常会出现不同方向的混合移位形式。

出现在功能尖（上颌舌尖或腭尖）与下颌舌侧非功能尖之间，这种情况的典型表现为Wilson曲线的异常。

最后一个早接触的图例为后牙反殆，两个"非功能尖"发生互相碰触：上颌颊尖与下颌舌尖相对（图8-6）。

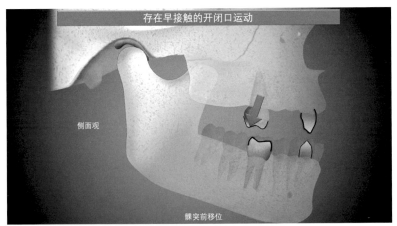

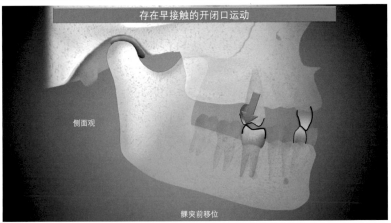

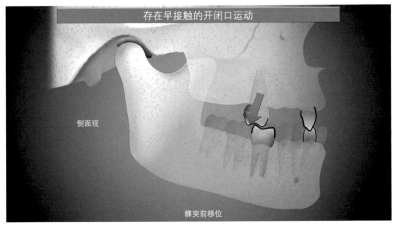

图8-8 早接触导致的髁突前移位。

图8-7所显示的情况为早接触导致的牙齿磨动现象，因而会迫使下颌向前、向内和向外发生位移。我们都知道如果下颌发生移动，那么髁突肯定会出现移动，最终可能因为病例的严重程度不同而导致病变的出现。TMJ移位可能会引起侧副韧带、关节盘的前后带以及关节囊的损伤，而通常移位的表现是为上述所有方向移位的集合。

由图8-8的侧面观图可见这种早接触迫使髁突出现向前移位，一般来说，这样的早接触其病理危害是非常小的，因为此时关节盘与骨相接触的区域为无血管区，而这个区域可以承受压力而不会导致病理性改变的出现。所以从

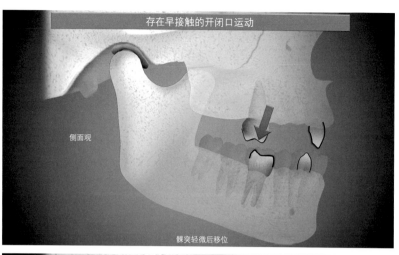

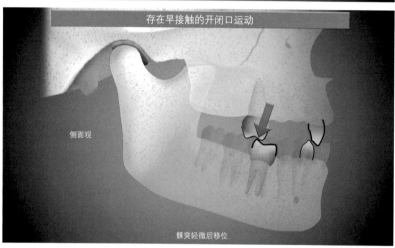

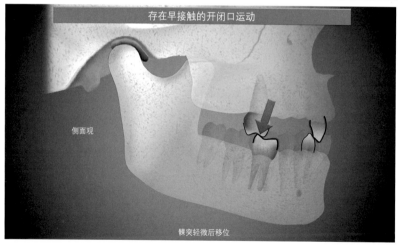

图8-9　开闭口存在的早接触导致髁突轻微后移位，这类病例偶尔也会出现。

某种意义上来说，这种早接触是最符合"生理性咬合"的接触，并且与之相对应的髁突很少出现关节疾病。

当一侧髁突出现向前移位，而对侧髁突表现为轻微地向后运动时，病变就可能会出现。早接触可能会引起髁突后部直接受到压力的作用（图8-9），这种情况在天然牙列并不多见，但是在修复体𬌗面形态不佳或者后牙旋转90°时就很可能会出现，这样还可能会导致关节盘的前移位。大多数髁突后移位是由较大的物理创伤而引起的。

从侧面和后面观角度（图8-10A和图8-10B）来看，在闭口时早接触使髁突向侧方或者内侧移位，其致病机制我们之前曾予以警示并讲述，正如图8-10A中侧面观所显示的关节盘前移位的机制一样，在MI附近关节盘发生复位时表现为开口弹响，而在闭口时关节盘出现移位则表现为闭口弹响。

从后面观（图8-10B）可以清楚看到在开口运动中髁突是如何挤压和重新捕捉关节盘的，在恢复正常盘突关系之后，沿着较直的路径继续开口。此后的闭口运动也先沿直路径运动，当接近MI时髁突跳过关节盘的后带，最终位于关节盘后带的后方，于是按照这样的规律进行周而复始的开闭口运动过程。这种情况的病理改变只是单一的关节盘前移位，并没有侧向位置的变化，髁突很可能发生轻微向后的移动，而咬合力会迫使关节盘更为向前移位，在这样的开闭口过程中往往伴随关节往复弹响。

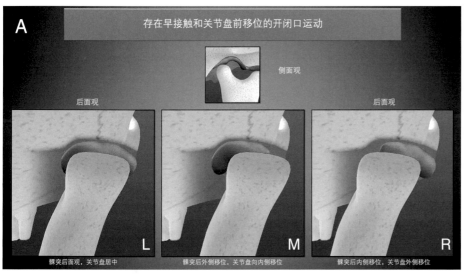

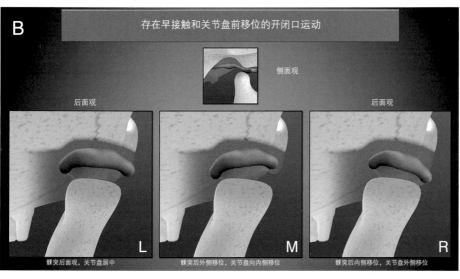

图8-10 开闭口过程中的早接触使髁突向侧方和内侧移位。侧面和后面观。

中间图（图8-10A中的下方中间图M）所反应的是同样的情况，只是这时关节盘位于内侧，而髁突的位置更靠外侧。当张口运动开始时，髁突必须先向内滑动使关节盘复位，然后立刻稳定在此位置上继续沿直路径开口。闭口时直到髁突在越过关节盘后带时才会开始出现移位，而咬合关系中存在的早接触将迫使髁突在闭口时向外侧发生移位。换言之，关节盘会发生向前和向内两个方向上的移位，而且这两种移位也会相互影响，临床表现上常常伴随往复的关节弹响。

图8-10A中的R可见髁突向内移位，而关节盘位于偏前外侧的位置。对于这种病例，在闭口末期时早接触会迫使髁突向内移位，所以导致关节盘的位置更向侧外方。在开口时，髁突为了重新捕捉关节盘以恢复正常的盘突关系而先向外滑动，然后才继续沿直路径开口。在闭口末期，髁突移位到更为向内的位置，此时会伴有一声往复性的弹响，由此就能解释早接触与髁突和关节盘位置异常之间的相互关系。所

以当右侧牙列出现咬合早接触时，TMJ的病变却出现在对侧。

𬌗干扰

当牙尖向其对应的咬合窝运动时，就如同飞机要在遍布房屋的地面降落一样，需要给予跑道来定位（图8-11），如果没有为飞机指定路线，那么很可能会撞击到建筑物而坠毁，同样的道理也适用于飞机的起飞过程。当类似的情况发生在口内时，比如𬌗面解剖形态不能为对颌牙尖提供良好的分离通道，就会出现牙尖碰撞的声音。这种分离通道也就是𬌗面上的溢出沟，它的作用是防止在工作侧、非工作侧和前伸运动时后牙区出现有害的咬合接触。所以前导的重要性不言而喻，因为它承担着"控制塔"的角色，起到引导所有这些运动的作用。

在前面主要讲述咬合稳定性的章节（第6章）中，仔细说明了溢出沟方向需要满足的原则：必须确保对颌牙尖可以顺利从对应咬合窝

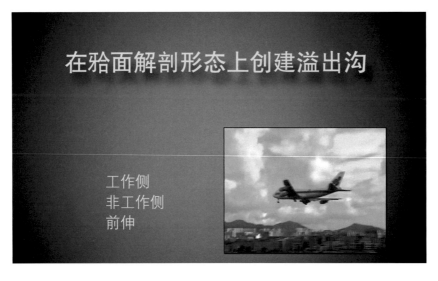

图8-11 在𬌗面解剖形态中雕刻出的溢出沟可以看作牙尖进入其对应咬合窝的跑道，而前导则作为控制塔为入境和出境指引方向。

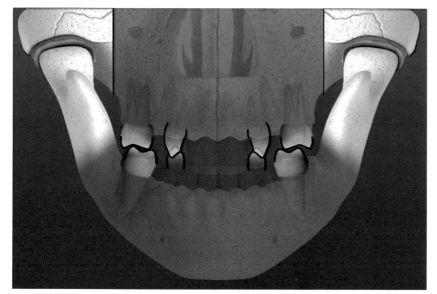

图8-12A 因为杠杆的力臂较短，所以工作侧殆干扰并没有导致髁突处出现明显的异常负荷。上颌磨牙的殆面上缺乏可以允许下颌牙尖自由分离的溢出通道。

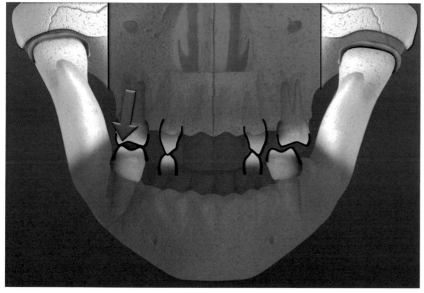

分离，并且不出现任何异常的咬合接触。

　　如果没有溢出沟，那么在非正中运动时就会在后牙区出现异常的咬合接触，当接触侧与下颌朝向运动的一侧相同时，就是我们所说的"工作侧殆干扰"。图8-12A可见存在工作侧殆干扰时，由于在TMJ处产生的旋转和杆杠力都不显著，所以对TMJ的创伤也较小。事实上在分殆引导部分我们曾讲述过，后牙组分殆引导不仅是客观存在的，并且是符合生理的（分

组引导；图8-12B）。这时侧向运动中的引导主要依赖于上颌第一和第二前磨牙的颊尖，以及上颌第一和第二磨牙的近颊尖、远颊尖，如果患者没有任何功能紊乱的表现，那么这种引导形式是可以接受的，但是对于部分种植支持的固定修复体，不建议侧向运动采用后牙组引导形式，因为此时产生的侧向力会导致修复体固位螺丝处的负荷异常，超出了其生理承受范围，针对这种情况的解决方法是通过改变修复体形态或者正畸治疗来获得前导。从功能的角

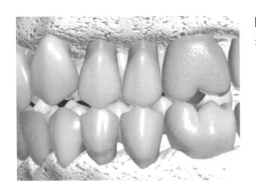

图8-12B　只要后牙引导没有导致牙龈和TMJ问题，那么就可以把它看作是一种符合生理的工作侧𬌗干扰。

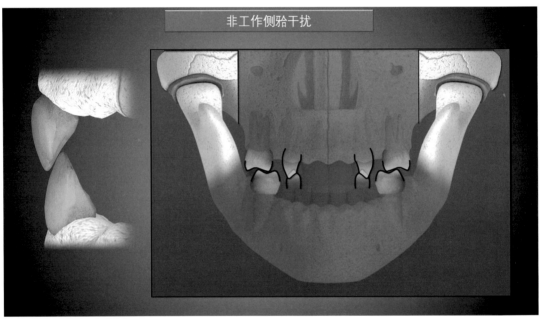

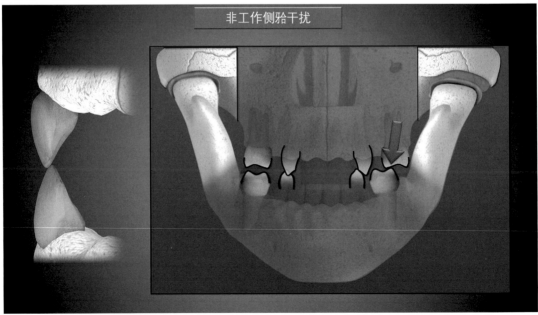

图8-13　上颌磨牙的𬌗面上缺乏可以允许下颌牙尖自由分离的溢出通道，在此病例中会导致对TMJ的损害。

度来看，这样的咬合接触会产生巨大的表面摩擦力，当伴随有副功能运动或者精神压力时就会对肌肉系统带来不良的影响。假设去完成相同的口颌功能目标，与具备良好前导或者修复体经过外形修整时的情况相比，在后牙引导形式下咀嚼肌需要付出更多的功，因此久而久之可能会导致肌肉功能亢进和肥大。

另一方面，在下颌非正中运动中，如果出现咬合接触的位置与下颌运动的朝向侧相反，这样的咬合接触就称为"非工作侧𬌗干扰"。如图8-13所示，非工作侧𬌗干扰与尖导同时存在，这样的𬌗干扰对TMJ的危害最大，因为它会在关节外侧区域产生巨大的旋转力，而在前面讲到外侧区域是关节内最薄弱和脆弱的区域。在侧向运动时，为了避免对侧牙尖𬌗干扰带来的阻碍，会出现下颌的非工作侧向下位移幅度的明显增加，进而导致非工作侧髁突受牵拉而工作侧髁突受压迫，呈现一种不稳定的状态。此外，存在非工作侧𬌗干扰时，由于杠

杆的力臂变长（从𬌗干扰点到工作侧TMJ的距离），所以引起的危害更甚。

前伸运动中可能出现的𬌗干扰情况如图8-14所示。正常情况下，前伸运动时下颌切牙沿着上颌切牙的腭侧滑动，下颌后牙也向前运动并实现与上颌后牙的分离。关节结节上的髁道斜度是其产生的解剖学基础，在此运动过程中，如果后牙出现任何咬合接触都称为前伸𬌗干扰。与非工作侧𬌗干扰相比，前伸𬌗干扰的危害较小，因为它不会引起TMJ受到任何形式的压迫，只是会影响到韧带的稳定性和紧张度。在前伸时髁突与关节盘保持协调一起滑动，因而可以避免异常负荷出现，髁突进行滑动运动的动力来源于双侧翼外肌协调一致的收缩。

概括来说，早接触和𬌗干扰在人群中的发生率超过了90%，再加上副功能运动（正中关系位和侧向运动时出现的紧咬牙和磨牙现

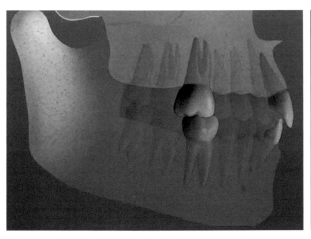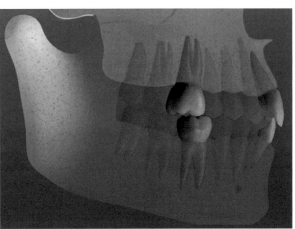

图8-14 一般来说，前伸𬌗干扰不会引起严重的病变，但是它可以导致髁突出现旋转。在前伸过程中上颌牙齿缺乏为下颌牙尖实现𬌗分离而提供的溢出沟。

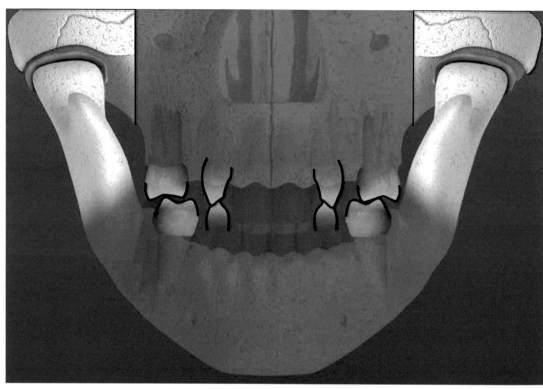

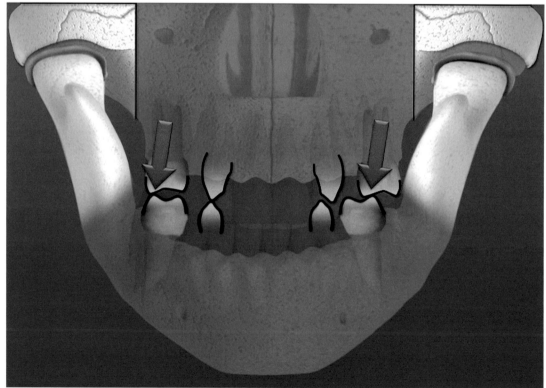

图8-15　双侧平衡𬌗：通常来说，平衡的力会避免关节处出现异常负荷。

象）、精神压力、患者性格特质以及肌力水平等因素的影响，有些患者会表现出病变，而其他人则可能没有任何异常。此外，还需要考虑的一个因素是个体的适应能力，因为它代表着机体对病变发展的代偿能力。

早接触会引起髁突出现向前、向侧方以及有时向后方的移位，并且最终会导致髁突-关节盘结构韧带（侧副韧带、前韧带和后韧带）的紧张、关节内不稳定以及关节盘移位。骀干扰也会造成关节结构的压力性损伤。当出现早接触时，髁突位置的变化也会影响到关节盘的位置。关节盘移位在人群中的发生率约为60%，而骀作为其病因之一是非常合理的。尽管如此，对于关节盘移位还有一些重要的相关因素需要考虑，比如磨牙症。一般来说，磨牙症在人群中的发生率为8%～31%，且随年龄增长呈下降趋势。截至目前，没有发现磨牙症与性别之间的相关性。在清醒状态时，磨牙症的发生率为22.1%～31%，而睡眠时其发生率则为12.8%±3%。

而对于全口义齿的修复病例，则要求在工作侧和非工作侧都建立骀干扰，其根本目的是为了义齿的平衡，这也称为双侧平衡骀。在咀嚼运动开始之前，双侧平衡骀使修复体处于一种类似副功能运动的状态，这样能够帮助修复体很好地去适应上、下颌牙弓，同时还可以创造出一个可以实现食物充分咀嚼的间隙，并能在咀嚼时保持修复体的稳定。如图8-15可见工作侧和非工作侧骀干扰都没有引起TMJ的异常负荷。

早接触、骀干扰与Bennett运动之间的关系

到目前为止，本书已经提到关节病变或疾病可能源于早接触、骀干扰或者Bennett运动，因此非常有必要去研究这3种因素在不同的组合情况下对关节的影响。

由图8-16中所描述的病例可以看出，在早接触和骀干扰的共同作用下，最终并没有导致关节病变或疼痛，其原因可能是患者并没有承受很大精神的压力，所以没有出现明显的副功能运动。有时也可能是患者具备很高的"适应能力"，还有可能患者并没有觉察到弹响或者关节盘移位。即使患者没有疼痛症状而且没有意识到存在有异常情况，但是出现弹响或关节盘移位时往往暗示着病变的存在。

尽管如此，我们还是需要去关注一下在口内到底发生了什么。当患者开始闭口时，早接触将迫使下颌偏离正中关系位。早接触会触发某些咀嚼肌出现收缩活动，使下颌发生向前移动，而且因为髁道斜度的方向特点，所以在某些特定位置会导致下颌出现不自主的旋转而向后移位。需要谨记的是，下颌发生向右或向左偏移都是可能的。早接触和骀干扰的出现并不一定会引起TMJ的疼痛病变，其发生率仅为2%～7%。

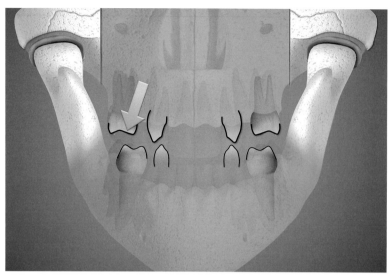

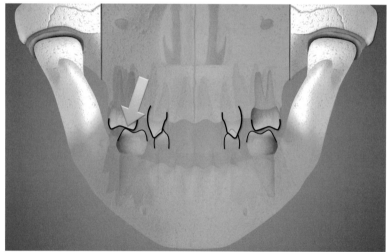

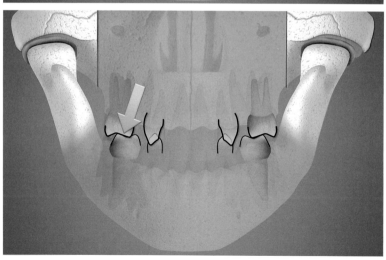

图8-16 病例1：右侧出现的早接触使髁突向右和向外侧移位。

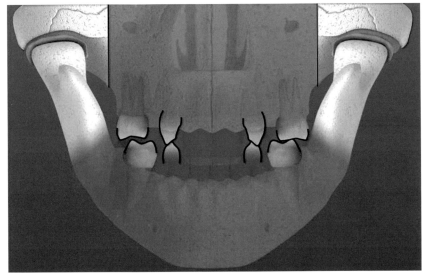

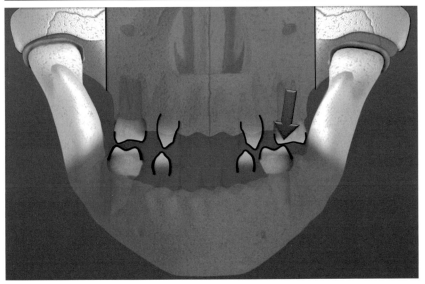

图8-17 病例1（接上）：左侧的非工作侧殆干扰。较平的牙尖和较低的副功能运动水平将不会导致关节紊乱。

如图8-16所示，早接触的出现迫使右侧髁突向侧外方向移动，使前面讲到正常值为1.5mm的外侧间隙更为减小。当患者平躺在床上时，可能会出现紧咬牙而引起髁突的移位，然后就可能发展成磨牙症（图8-17），进而使髁突向外移位的程度与CR位时更为严重。而且左侧存在的非工作侧殆干扰会使髁突与关节窝之间的间隙缩小，这会加剧关节盘侧副韧带的病变发展，以及在髁突位置的影响下迫使关节盘的位置更为向内。但是患者可以完全没有任何疼痛症状而且并没有意识到问题的存在！

在这个病例中，由于引起殆干扰的牙尖非常平坦，对颌牙尖只需要很小的间隙就可以实现殆分离，因此没有导致任何病变出现。而且在此病例中关节发生旋转的程度明显轻于其他病例，因而可能当口内牙列破坏严重并牙尖高度丧失时，并不会出现功能紊乱的问题，而且即使在侧向运动中存在的殆干扰也会被磨耗掉（图8-18）。

还有很多因素在引起病变方面也并非是绝对的，其中包括牙尖的大小和斜度、副功能运动的有无、患者的个性特质、精神压力以及适应能力。在很多时候TMJ内紊乱已经发生，但患者并没有意识到（如弹响的出现），有证据显示早期病变会随着时间继续发展，这一点需要引起重视。

最后对于髁突-关节盘-关节窝复合体而言，可能会存在相互结构关系上的不同表现，因此能够引起不同的临床症状，如出现疼痛、弹响、张口受限、下颌偏斜及关节强直等。如果没有能够针对导致患者最终病变的原始病因进行治疗，上述症状会随着时间越来越严重。如本书中前面反复陈述的那样，关节病变具有多病因来源的特征，而且绝不能低估咬合在其中的重要致病作用。

在图8-19中可见与前面相类似的正中早接触会使髁突出现侧向移位，而具有宽大体积和倾斜的磨牙也会导致𬌗干扰的出现，进而作用在关节处表现为过度的杠杆力，这些结果共同导致了TMJ处的病变和疼痛症状。在这个病例中，关节盘出现向前和向内移位，并且引发了与这种病变相关的所有症状和体征（更多TMJ病变相关的内容请参考第9章相应的部分）。

在精神压力和副功能运动这两个因素的共同作用下会令症状变得复杂化，但是导致关节病变的实际病因还是咬合。

尽管是否一定能够引导出Bennett运动存在着很大的不确定性，但是它对关节的影响仍然是需要考虑的问题。虽然Bennett运动有时会显现而有时却又不表现，但是在某些特定情况时，它在导致关节病变的过程中起到非常重要的作用。首先当出现Bennett运动时，溢出沟的方向将可能改变，而且Bennett运动会迫使髁突向侧方移位，这就导致关节外侧区域受压的机会增加。此外，有一点还需要牢记，在Bennett运动时髁突通常会被迫向外侧移动，但是根据病例各自的不同特点，同时还会伴有向上或向下、向前或向后移动，有时这种运动方式可能是有害的。

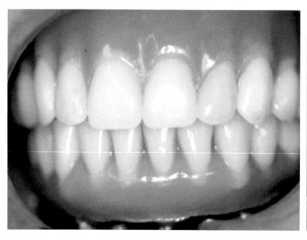
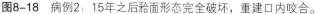

图8-18 病例2：15年之后𬌗面形态完全破坏，重建口内咬合。

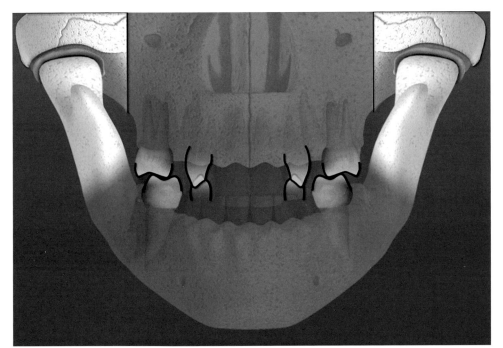

图8-19 病例3：尽管存在很好的牙尖引导，但是仍然可能存在正中早接触和非工作侧殆干扰。在这两个因素的作用下将会导致TMJ紊乱。与图8-17相比，较陡的上颌牙尖为了能够实现顺利分殆，会使髁突的旋转程度增大。

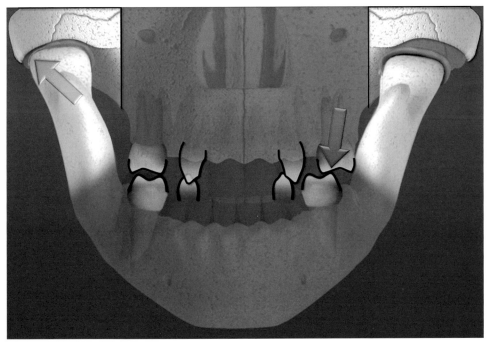

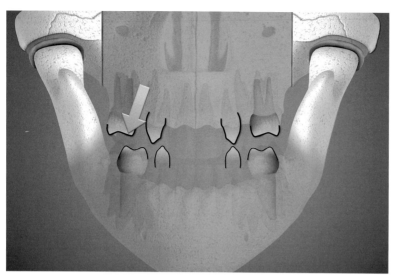

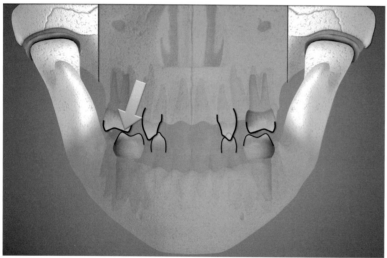

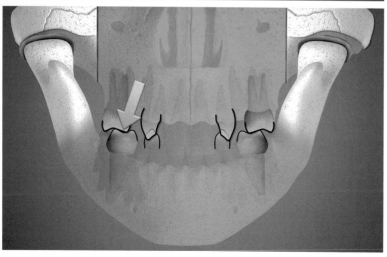

图8-20　病例4：患者右侧的早接触导致了髁突向外侧移位。

　　图8-20和图8-21所描述的情况为早接触、非工作侧𬌗干扰和Bennett运动同时出现会有什么后果，可以看出会引起髁突极度向外侧移位，然后导致如图8-22所示的关节盘病变以及可能的退行性损伤。当机体面对外力压迫时，首先会通过炎症反应的形式进行抵抗，然后关

节软骨还将会出现"形态适应"，当关节盘受到的持续损害超出其适应能力时，就会出现关节盘的改建以及伴有关节杂音的退行性损伤。我们把这3个阶段称为炎症期、适应期和退行性

变期。那么划分这些阶段意味着什么？其实答案很简单，如果解决了咬合问题，就能够避免出现损害TMJ的杠杆力。换句话来说，不管有没有出现功能紊乱病变，对所有个体而言，必

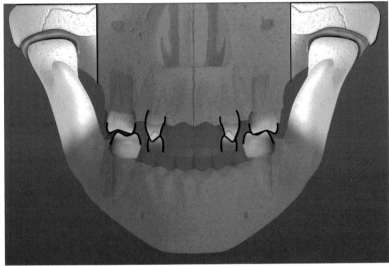

图8-21 病例4（接上）：非工作侧𬌗干扰、Bennett运动和早接触加剧了髁突的侧向移位，进而导致髁突受压及关节的损害。

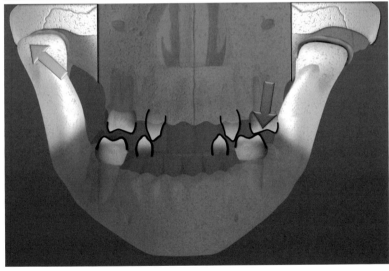

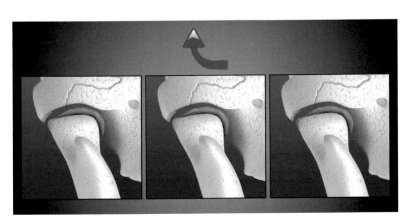

图8-22 退行性关节紊乱和关节杂音。伴随关节杂音的压迫、炎症和退行性损伤的3个阶段以及其演化。

须把消除正中早接触和非工作侧𬌗干扰作为一般的准则。但是在咀嚼肌疼痛时，禁止进行调𬌗治疗，因为肌肉挛缩的状态会改变下颌在正中关系时所处的位置。

因而，当TMJ疾病患者存在面部或颈部肌肉疼痛时，在任何调𬌗治疗处理之前，非常有必要先行𬌗垫治疗。𬌗垫可以消除由于紧咬牙或磨牙而导致的TMJ和肌肉上出现的异常作用力。精神紧张或者病变显著的患者必须全天24小时佩戴𬌗垫。那些病变不明显的患者建议在夜间戴用𬌗垫。不管怎样，如何佩戴𬌗垫还要取决于患者疾病的进展程度（请参考第10章"𬌗垫治疗"部分内容）。

小结

TMJ病变的易感因素：

—早接触。

—𬌗干扰。

—牙尖高度和斜度。

—前导缺失。

—双侧咬合稳定性欠佳。

—Bennett运动。

—垂直距离过高或过低。

—精神压力。

—副功能运动。

—TMJ解剖。

（提取码：dnkx）

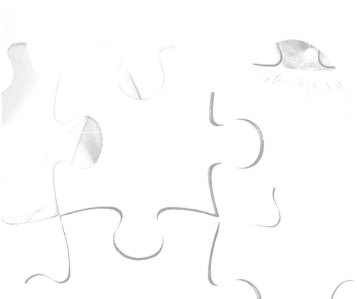

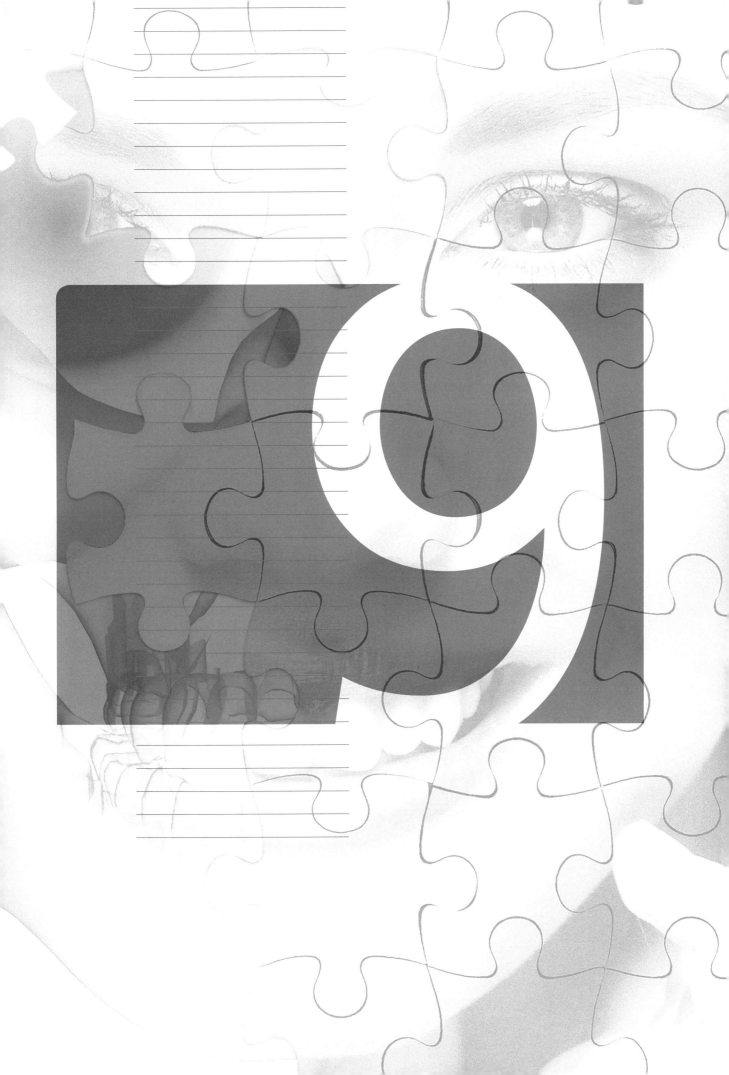

TMJ病变的咬合病因
Occlusal Etiology of TMJ Pathology

根据Okeson的观点，颞下颌关节（TMJ）异常可分为如下几类：

—咀嚼肌病变。

—生长障碍。

—慢性下颌运动受限。

—特定的TMJ病变（本章讲述的内容）。

其中，我们尤为关注的是能够导致副功能运动或者创伤𬌗的咀嚼肌异常。

掌握疼痛的性质特征可以帮助我们确定疾病来源于局部还是远端，如中枢神经系统。对疾病进行诊断是为了揭示引起这些症状的病因，而且也是制订合理治疗方案的基础，所以诊断的重要性不言而喻。

生长障碍包括发育不全、发育不良以及先天性或发育性的肿瘤形成，而生长不足、肥胖症和肿瘤都与先天性或发育性肌肉疾病有关，所以在临床诊断时需要进行仔细鉴别。

慢性下颌运动受限包括关节强直、肌肉痉挛、喙突病变以及茎突综合征（Eagle综合征）中的茎突下颌韧带出现钙化但没有发生骨折时。

本章重点讲述的内容是，咬合作为重要致病因素所导致的TMJ病变。

髁突-关节盘结构紊乱的咬合病因
可复性关节盘前移位

首先需要考虑的一个因素是异常负荷导致的关节盘后双板区受压，常由紧咬牙或磨牙型副功能运动相关的咬合问题所引起。如果这时髁突位于关节盘后带的下方，它也会参与到这个病变过程中，有时会使关节盘的体积被压缩变薄，这有利于髁突恢复正常位置，但是由于关节盘的前附着与翼外肌上头延续，所以它的位置会变得更为靠前。

此类问题出现的原因也可能是与咬合无关的创伤因素，换句话说，如较严重的外伤。

在开口滑动过程中，髁突为了能够重新恢复原有正常的盘突关系，不得不跨过关节盘后

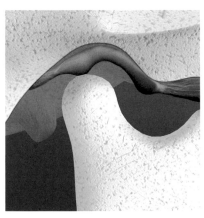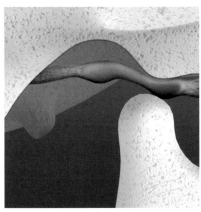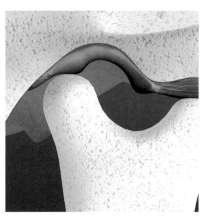

图9-1 往复弹响Ⅰ类：开口初期出现一声弹响音，闭口弹响音出现在接近最大牙尖交错位时。

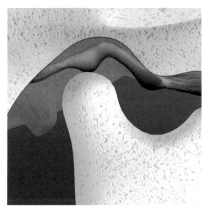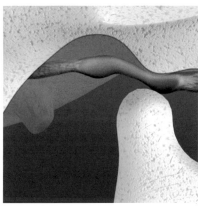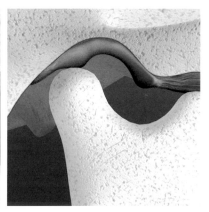

图9-2 往复弹响Ⅱ类：开口时弹响音出现稍晚，闭口时仍然是接近MI位时出现。

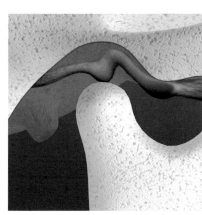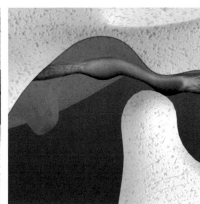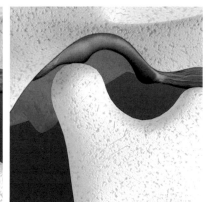

图9-3 往复弹响Ⅲ类：开口弹响出现更早，闭口在接近MI时出现，与图9-1和图9-2相同。

带，因此会发生碰撞而产生一声"咔嗒"音，这也就是常讲的"开口弹响"。它可以出现在开口初期（Ⅰ类）（图9-1）、开口中期（Ⅱ类）（图9-2）以及开口更早时出现（Ⅲ类）（图9-3）。当盘突关系恢复正常后，髁突将继续平滑运动而无障碍。在闭口时又会出现一个新的关节音，称之为"闭口弹响"，其出现时间非常靠近最大牙尖交错位，这时关节盘在

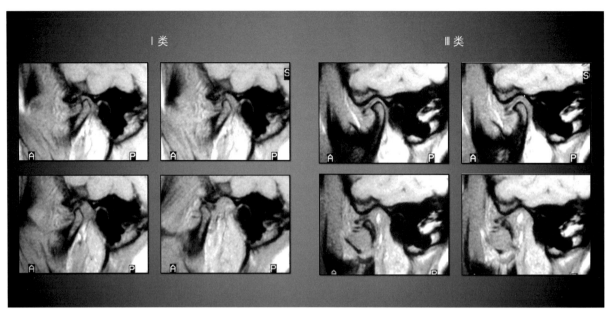

图9-4 磁共振图像（MRI）显示出Ⅰ类和Ⅲ类中关节盘如何被髁突捕获而恢复正常的盘突关系。

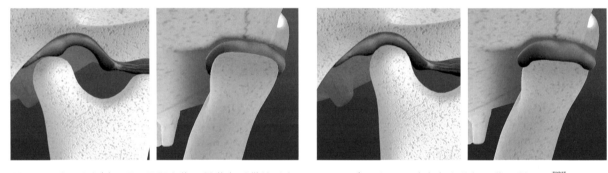

图9-5 后面观和侧面观可见髁突位于关节盘后带的后方，还可显示出开闭口运动中盘突的相互位置关系。

髁突的挤压下向前运动，因而产生碰撞音。以上的情况称为"往复弹响"（开闭口弹响）（图9-4）。

图9-5显示的是关节盘出现单纯的前移位，而没有出现侧向移位。

有的时候，开口弹响出现的原因仅仅是因为关节盘本身结构异常，比如关节盘后带过于薄，但是这种情况并不常见，只有当髁突运动路径出现异常时才可能伴有弹响症状。

弹响常常代表着盘突关系结构异常的早期表现，这时非常有必要为患者提供各种可能的治疗建议，比如建议消除早接触和𬌗干扰。但是似乎戴用𬌗垫进行治疗并不能让关节弹响消失。而对于那些表现为双板区和关节囊负荷异常的病例，消除其咬合异常因素，疼痛多会得到减轻甚至消除。考虑到精神压力的危害作用，还需要针对患者的心理异常因素进行治疗。物理治疗可能也是有效的。考虑到很多患者都存在可复性关节盘前移位这种病理改变，并且它可能是后面我们将讨论的其他病变的开始阶段，加之可复性关节盘前移位只是伴有弹响而往往不会导致疼痛的出现，所以患者常常觉得弹响对生活没有影响，甚至随着时间延续会逐渐不去关注它。但是这类关节盘疾病可能随时间加重，并且会导致张口受限的症状（图9-6）。

可复性关节盘前内侧移位

接下来考虑的情况包括关节盘后区受到持续增强的牵拉作用，此时关节盘的侧副韧带也会受到损伤。在这类病例中，当到达MI位时，咬合异常会使髁突在关节窝中向外侧方移位，在开口过程中关节盘被迫向内移位（图9-7）。另一个需要考虑的可能性是，只是关节盘出现向内移位，而髁突并没有发生外侧移位。

图9-8是一个双侧关节盘都出现前内侧移位的病例。患者右侧关节盘表现为Ⅰ类移位，左侧关节盘为Ⅲ类移位，右侧关节的侧副韧带和后方双板区表现的损伤程度相比左侧较为轻微。

当患者开口时，髁突最初的运动形式为直线路径，直到右侧髁突触碰到关节盘的后带时，为了回避这个障碍并且恢复正常的盘突关

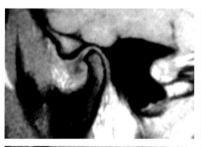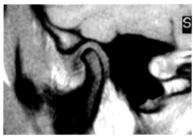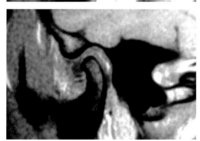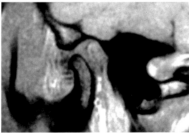

图9-6 磁共振图像显示为不可复性关节盘前移位，导致出现张口受限。

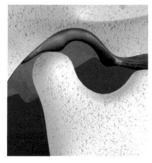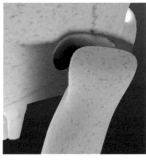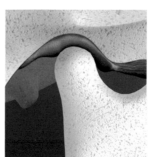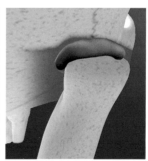

图9-7 髁突位于关节盘的后外侧，它快速地先向内再向外的运动实现了对关节盘的收复，然后保持直线路径继续开口。闭口时髁突首先需要越过关节盘后带。此病例中早接触会迫使髁突向侧方移位。

系，髁突需要快速地左移以绕开位置靠内的关节盘，最后关节盘重新定位在关节窝最外侧的位置，于是出现了开口过程的第一个弹响音。与此同时，左侧髁突仍然保持直线路径滑动，双侧髁突继续开口，直到左侧髁突触碰到关节盘的后带（图9-9），由于右侧髁突已经向前内偏移，恢复了正常的盘突关系，所以左侧髁突不得不迅速向内移动，才能与关节盘重新恢复盘突关系，于是在此时出现了第二个弹响音。因此开口弹响使髁突回到了关节窝的正中，为了快速地完成这一动作，关节盘被迫向外移位，这是两侧关节盘都能够与其对应的髁突保持协调的相互位置关系。从此时到开口运动的最后，双侧髁突都继续保持直线运动路径（图9-10）。

换句话说，开口过程包括如下运动阶段：

—直线路径。

—偏移向左侧-右侧（快速）→右侧开口弹响。

—直线路径。

—偏移向右侧-左侧（快速）→左侧开口弹响。

—直线路径。

闭口运动时，髁突最初也是先直线路径运动，直到接近MI位时，双侧关节盘为了回到它们初始移位的位置，与开口过程相类似，关节盘后带与髁突发生碰撞，因此产生了"双侧关节闭口弹响"（图9-11）。

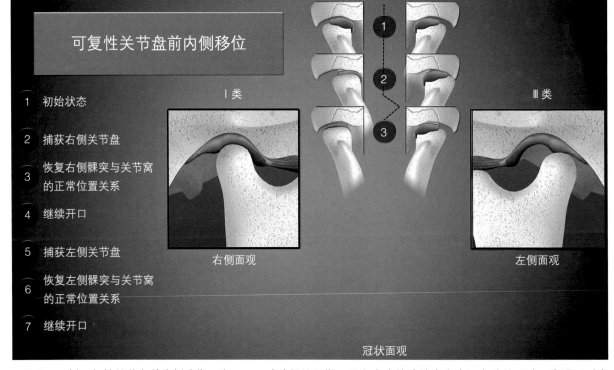

图9-8　双侧可复性关节盘前内侧移位。在开口运动路径的早期，髁突发生快速地先向内再向外的运动，实现了对右侧关节盘的收复，保证了生理性的盘突关系。此时左侧关节盘还没有恢复正常的盘突关系。

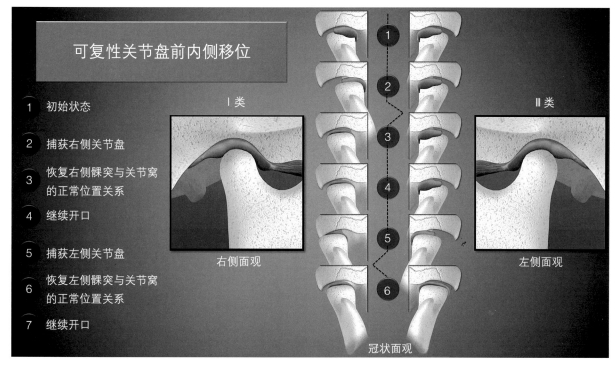

图9-9 开口运动的更晚期。左侧髁突发生快速的先向内再向外的运动，实现了对左侧关节盘的收复（冠状面和侧面观）。

在对患者进行治疗的过程中，立刻选择𬌗垫治疗是非常必要的，因为任何一侧关节都非常有可能出现张口受限。这时关节盘仍然卡在

前移位的位置，张口度大多只有20～30mm；但是患者的张口度会逐渐得到改善。然而这时关节盘并没有回到其正常位置，而是在适应新

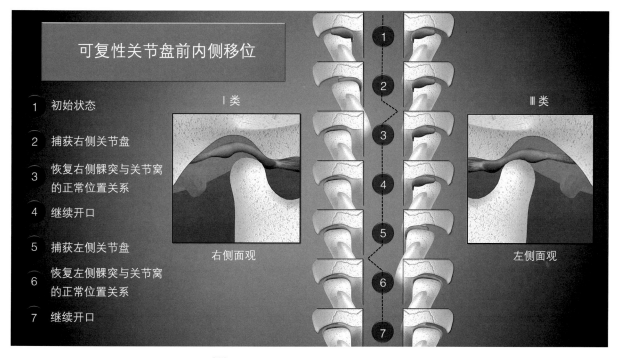

图9-10 开口末期保持直线运动路径。

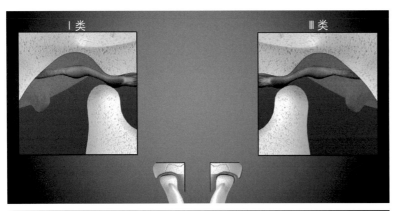

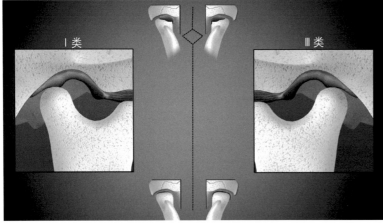

图9-11 闭口直线运动轨迹，在接近MI位时出现弹响。

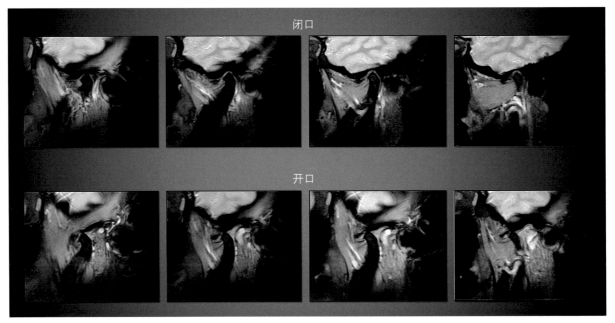

图9-12 磁共振图像显示关节盘在一个靠前的位置发生适应性改变，因此双侧髁突可以继续运动而开口度增大，但是无法收复关节盘。

的位置，因此在张口受限侧当弹响消失时，髁突仍然可以继续开口运动（图9-12）。

这些患者自然会表现出严重的咬合异常，但还是应该首先缓解疼痛，然后再选择调𬌗和修复或正畸的解决方法，最终实现前面章节所讲述的生理𬌗状态。

可复性关节盘前外侧移位

这种情况与上一组的表现比较相似，但是发生率较上一组要高，而且在开闭口过程中不一定会出现弹响。

很多时候可以从牙科疾病史中追溯到严重的创伤史。在咬合相关病理因素的作用下，髁突变为正对关节盘的内侧部分，这样将导致开口运动时关节盘向外侧移位（图9-13）。

对于可复性关节盘前外侧移位的治疗程序与上一组是一样的，首先针对病因进行佩戴𬌗垫、心理支持和物理治疗，然后再恢复生理𬌗，这对患者来说，是非常重要的。

不可复性关节盘前移位：张口受限

对于此类情况，由于双板区后韧带受到过度牵拉，而这种牵拉又会导致关节盘后部弹性牵引力的减弱，所以造成关节盘丧失了恢复正常盘突关系的能力，与此同时关节侧副韧带也受到损伤。

到这个时候，髁突还可以在开口时重新收复关节盘，不论其处于前方、前内还是前外侧的位置。

在这种情况下，开口过程中髁突无法恢复到正常的盘突关系位置，因此会导致下面两种情况出现：

—开口时髁突遇到阻碍而导致运动受限，出现这种现象的原因是关节盘发生变形，故此髁突无法继续滑动。当患者开口遇到阻碍时，继续用力开口常常会产生关节疼痛，当然不是所有情况都会如此。

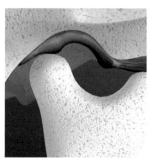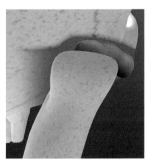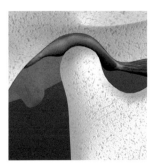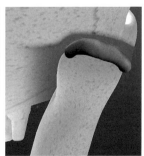

图9-13 可复性关节盘前外侧移位（侧面和后面观）。咬合异常也会导致髁突向内侧移位。

一关节盘形态发生适应性变化，进而允许髁突在其下方继续滑动。但是因为附着的丧失导致了无法恢复到正常生理性的盘突关系。关节盘的硬度与隐形眼镜相仿，所以关节盘具有可以通过形态的变化来适应新位置的能力。

通过对导致关节出现这种情况的病因进行分析，可以证实患者并不会表现任何类型的弹响症状。此时的异常负荷因素包括张口过大、

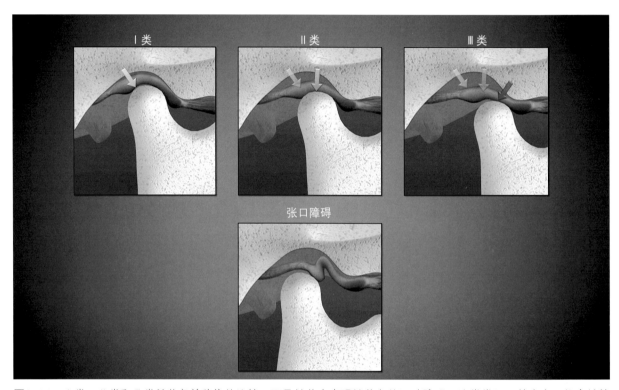

图9-14　Ⅰ类、Ⅱ类和Ⅲ类关节盘前移位的比较，可见关节内出现关节盘的运动障碍，这常常预示着病变可能会继续发展。

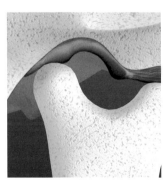
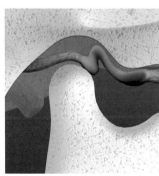

图9-15　不可复性关节盘前移位，关节运动受限。

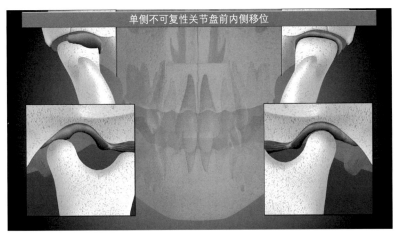

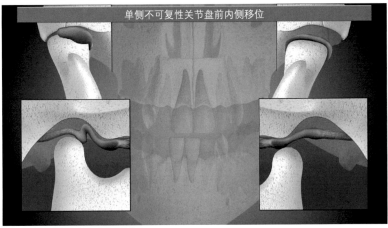

图9-16 单侧不可复性关节盘前内侧移位会导致下颌右侧出现运动障碍，表现为开口受限且下颌偏向右侧。

咀嚼硬物或者夜间紧咬牙，都会对下颌运动起到阻碍作用，进而就会出现张口受限，而且大多是双侧都出现（图9-14和图9-15）。

单侧不可复性关节盘前内侧移位：单侧张口受限

图9-16显示患者右侧出现单侧关节盘移位，在开口过程中不能与髁突形成协调的运动关系。但是对侧关节的关节盘-髁突结构关系是正常而且符合生理的，运动形式也完全正常。这种双侧关节内相互结构关系不一致的情况，导致的结果为右侧髁突因为关节盘的阻碍而运动幅度较小，但是左侧关节运动特征则完全没有异常。

这种异常将导致张口度减小，初期下颌偏向异常侧（例如右侧，请注意图9-16中的牙齿移动方式）。患者的临床表现为张口受限，而且会感觉到存在关节盘移位的右侧关节张口时会有阻碍，此时疼痛可有可无。开口运动中可见下颌偏向右侧。

治疗方案包括佩戴稳定性𬌗垫，以消除咬合对盘突复合体产生的异常负荷，这能够使关节盘逐渐适应新的情况进而缓解张口度（图9-17）。如果患者伴有严重的副功能运动活动，那么为了促进关节盘发生形变适应，需要24小时佩戴𬌗垫。这种情况类似于摔断胳膊后，是选择全天石膏固定还是仅夜间固定。与

137

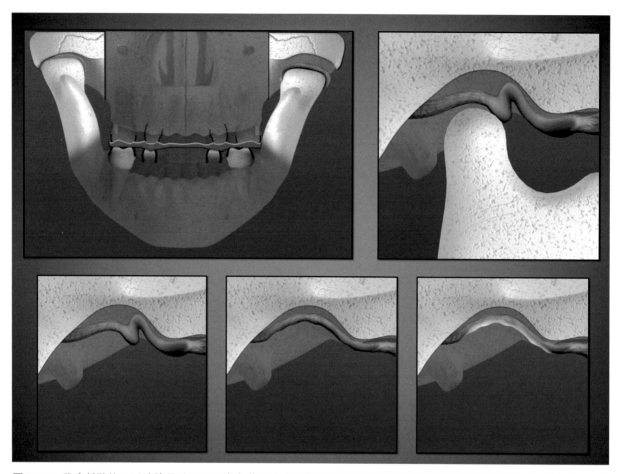

图9-17 稳定性殆垫可以消除导致TMJ异常负荷的咬合源性因素，通过实现前导来消除早接触和殆干扰的影响。下方3幅图表明通过结缔组织的代偿性生理重建，来达到替代实现关节盘功能的目的。

之相类似，如果日间存在副功能运动，那么将会破坏夜间戴用殆垫取得的成效，因此无论单侧还是双侧张口受限的患者，殆垫必须24小时佩戴，且需要佩戴3个月。按照这样的治疗要求可以明显缩短患者的治疗周期，所以建议患者要尽可能多戴用殆垫。但是全天戴用殆垫还是仅夜间戴用还取决于对患者症状的评估，一般来说，患者的症状会在3~6个月消退。物理治疗在关节盘的适应性改建阶段是非常有效的，而且同样适用于这种病变引起的关节囊和肌肉症状。

以上的治疗方案同样适合于双侧张口受限的情况。

双侧关节盘不可复性前内侧移位：双侧张口障碍

图9-18显示双侧关节盘出现前内侧移位，患者会发现其双侧关节运动都出现障碍而导致张口受限。此时因为髁突只能在较小的范围进

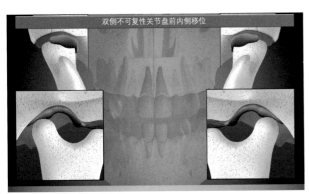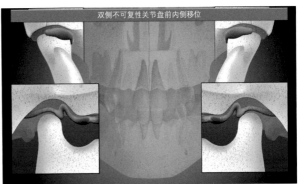

图9-18 双侧张口受限：下颌移动受限引起的开口度极小。

行旋转，所以张口度将被限制在20～30mm。

在这里同样可以采用前面讲到的针对单侧关节盘移位的治疗，一般3～6个月就可以恢复正常开口度。这时关节盘的结缔组织会形成一个新的"假关节盘"，能够去适应新的盘突关系，并且行使与原关节盘相似的生理功能（图9-19）。因此关节盘的后部会变薄，这种适应性改建可以允许患者再次正常张口，而关节盘

处于靠前的位置。

如果关节盘恢复程度不理想，那么关节盘就不能保证良好的适应能力，因此会导致关节病（图9-20），其典型特征是伴有关节音的TMJ紊乱。负荷异常会导致关节表面出现缺损，还会加速其表面的破坏和崩解（详细讨论请见后面关节病内容部分）。

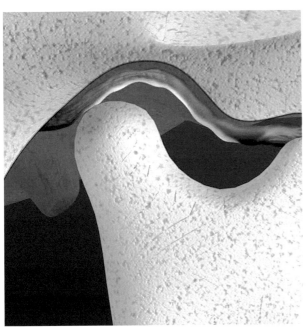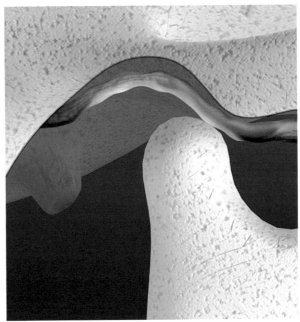

图9-19 在开口受限阶段之后，通过结缔组织的代偿性生理重建，来达到替代实现关节盘功能的目的，具体情况请参照图9-12。

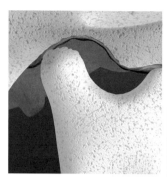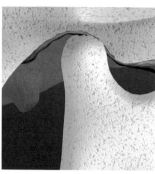

图9-20 伴有关节音的颞下颌关节（TMJ）病，图片显示退行性病变。

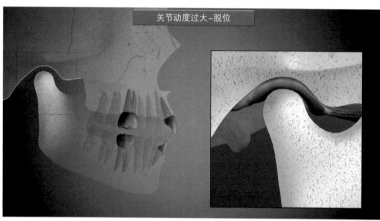

图9-21 韧带活动度过大表现为开口末期的弹响，闭口过程不出现弹响。开口度超出正常范围。

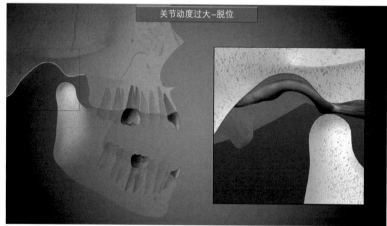

对于上述两种病变情况，因为咬合异常是所有病变的起始因素，所以消除咬合异常尤为重要。但是从紊乱病变来看，无法确定关节盘紊乱和关节退行性疾病哪一种最先出现，也就是说关节盘和骨性结构哪个先发生病变，目前尚无定论。

关节动度异常

关节韧带松弛和关节脱位

有时关节韧带会呈现出较大的松弛度，进而会出现关节运动超出正常范围的现象，这样的类似情况在人体的其他关节如膝关节、指关节、肘关节以及脊柱等也会发生。

TMJ也属于人体关节，因此也会出现关节松弛。在最大开口末期，髁突跨过关节结节顶向更前方运动时会出现一个跳动（图9-21），这常常表现为一声无痛的弹响单音，然后患者在继续闭口过程中并不会出现关节杂音。

在某些特定情况，下颌会出现脱位，髁突位于关节结节前方而无法回到关节窝内。此时为了恢复关节的生理位置，可以用两个大拇指压在双侧下颌后牙区，施加向下及向后的旋转力来实现关节复位。

关节脱位这种病变如果不出现，就不会对机体产生有害的影响，所以必须建议患者尽量避免大张口而出现弹响。

患者必须注意要去避免特定的食物或者饮食习惯，如吃双层或三层三明治和汉堡、苹果、打哈欠、咀嚼口香糖和硬糖（也就是说要不惜一切代价避免关节脱位）。对这些患者进行牙科治疗并不是禁忌，但是在调𬌗治疗时需要非常细心的护理，而且非常有必要进行引导Bennett运动。

在很多病例中经常会发现，出现关节盘移位的同时并不会伴有其他病变，这在青年人中尤为常见。

其他咬合源性病变

关节粘连

伴有夜间紧咬牙时患者的TMJ处承受异常负荷，因而会导致关节腔内润滑欠佳，以及髁突与关节盘和关节盘与关节窝之间的部分粘连（图9-22）。

最初患者在晨起时可能会出现张口受限，需要较大的力才能张开，但同时会伴有大声弹响，在此之后患者可以恢复正常的生理功能。具体治疗方法包括夜间𬌗垫、调𬌗治疗以及针对精神压力的心理治疗。

滑膜炎和关节囊炎

对于滑膜炎和关节囊炎，物理创伤或咬合异常都会导致关节区出现疼痛，同时常见张口

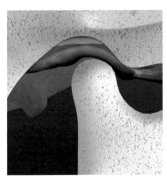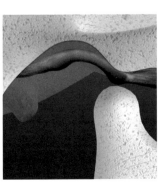

图9-22　关节盘与关节窝出现粘连：开口单音弹响，常见于夜间紧咬牙患者。关节盘与髁突粘连也会产生弹响，但并不会妨碍患者的正常开口运动。

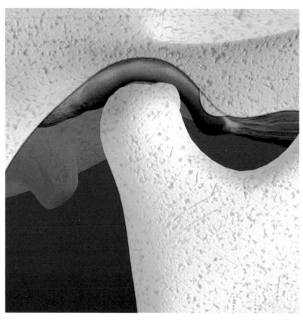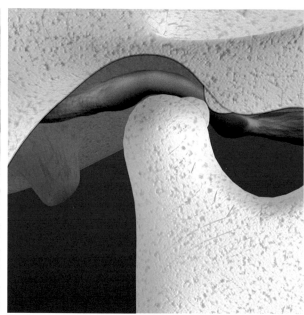

图9-23　髁突与关节窝的适应性改建会导致关节盘受压迫，在同一位置出现开闭口弹响。

受限。水肿和炎症的表现会使髁突向下移位，这样将导致同侧后牙的分殆。

关节后区炎症

关节后区炎症的病因与滑膜炎和关节囊炎相同，闭口紧咬可以加重其疼痛症状，髁突移位会导致咬合关系紊乱。

关节病

关节病是一种TMJ退行性改变疾病，常常累及髁突和关节窝的骨质表面。一般来说，这些病变是由于TMJ承受的负荷异常，而且关节软骨无法缓冲及中和其负面影响，最终导致髁突和颞下窝骨质结构适应性形态改建的破坏。

这种骨质形态改变可能会导致关节盘的穿孔（图9-23）。在这种状态下开闭口弹响会出现在同一位置，也常常被认为是退行性病变的起点。在疾病初期出现疼痛，而且随着下颌运动会加重，但是在退行性改变的晚期，往往并没有疼痛症状。

关节音是下颌侧向运动当中出现的一个典型症状，在关节盘移位和关节脱位的患者中常见，其病因多为咬合异常，但是系统性疾病和创伤也应包含在致病因素中。

如上所述，对于关节盘紊乱和关节退行性疾病，截至目前仍然不清楚哪种病理改变会首先出现。

还有一些病变与咬合没有关系，所以本书不列入论述范畴。

关节杂音和弹响小结

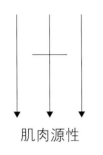

———————：开口
ooooooo：闭口

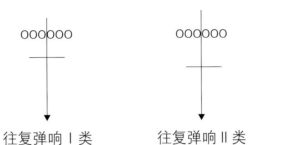

肌肉源性　　　往复弹响Ⅰ类　　　往复弹响Ⅱ类　　　往复弹响Ⅲ类

关节松弛　　　关节粘连　　　适应性改建　　　关节病

肌肉源性：时有时无，常发生于开口阶段。

往复弹响Ⅰ类：开口初期，接近MI位。

往复弹响Ⅱ类：开闭口的中期，更接近MI位。

往复弹响Ⅲ类：开口更早期出现，闭口在接近MI位时出现。

关节松弛：开口末期出现。

关节粘连：开口出现单音弹响，音质响亮，之后开口弹响消失。

适应性改建：开闭口同一位置出现弹响。

关节病：开闭口当中的关节音。

（提取码：dnkx）

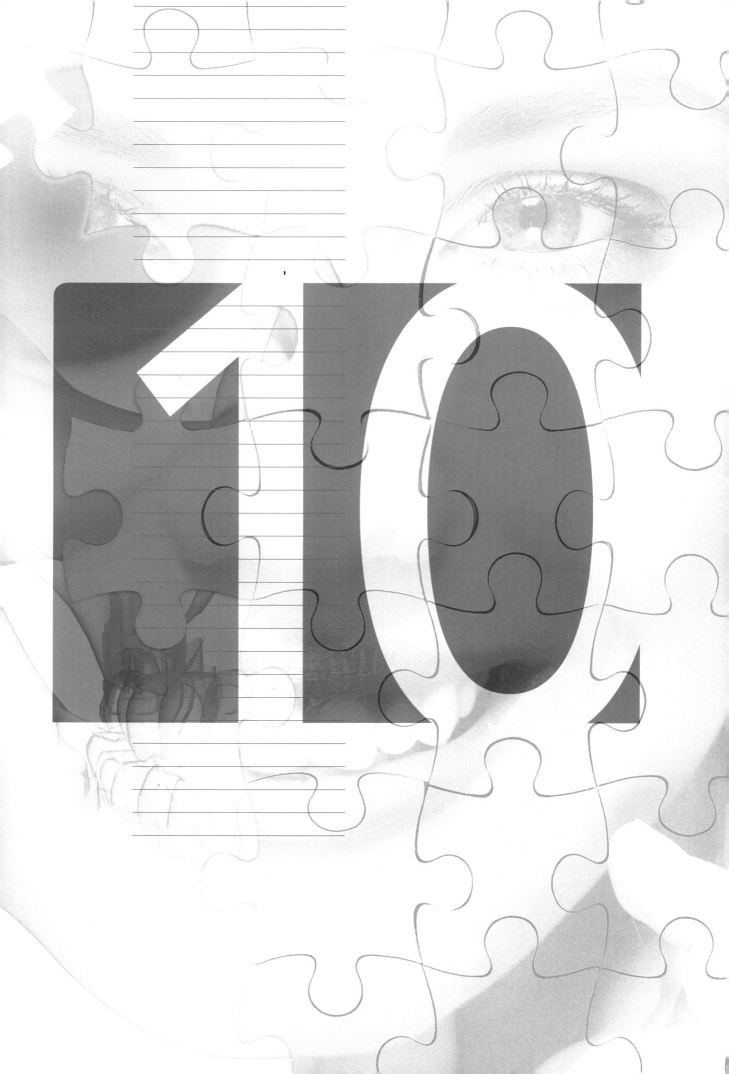

𬌗垫治疗
Splint Therapy

稳定性𬌗垫或肌松弛𬌗垫

从"稳定性𬌗垫"和"肌松弛𬌗垫"这两个名词就可以体现出𬌗垫的作用机制，起到稳定TMJ中髁突的位置或者促进咀嚼肌松弛的作用。

𬌗垫是针对绝大多数病例进行治疗时的首要选择，而对于颅下颌或者颅颈部功能紊乱的患者，当其伴有紧咬型或研磨型副功能运动时，也应首选𬌗垫治疗。𬌗垫治疗的一个核心特征为可逆性，因为这种治疗可以在任何时候推迟或取消。

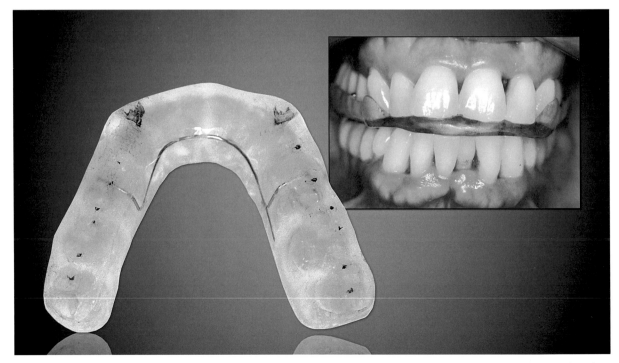

图10-1 𬌗垫上黑色点状印迹对应着对颌的功能尖，侧向和前伸运动的前导轨迹为红色。前牙区没有咬合印迹是为了防止颞下颌关节（TMJ）承受异常负荷。

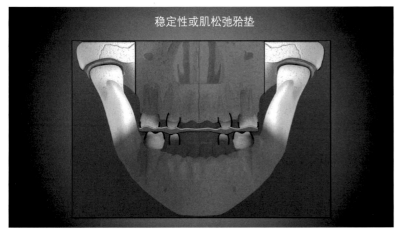
稳定性或肌松弛殆垫

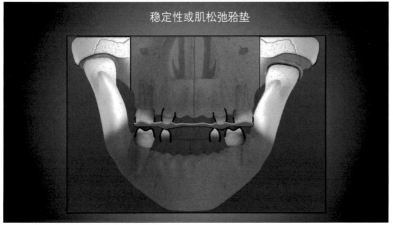
稳定性或肌松弛殆垫

图10-2 侧向运动时后牙区无接触可以减少TMJ处的异常杠杆力。正中关系位与最大牙尖交错位一致，并且给予提供前导（一般是尖牙）。请注意髁突-关节窝结构中的异常负荷是如何消失的。

原则和特点

殆垫必须遵照和具备如下一系列的原则与特点：

—避免早接触；正中关系位必须与最大牙尖交错位保持一致。

—侧方及前伸运动需要前牙分殆的引导，尖牙应该承担这些运动的引导职责，在殆垫上形成的接触轨迹为V形（图10-1）。殆垫上的引导面必须为一个较平缓的斜面。

—在分殆和MI位时，中切牙和侧切牙区都不能存在咬合接触。在这个区域绝对不能出现很重的咬合接触，否则颞下颌关节（TMJ）可能会随之出现旋转和负荷异常，在殆垫调磨时消除上述的咬合接触就能够避免TMJ出现上述可能的问题。

—必须消除所有侧向和前伸运动中后牙区出现的殆干扰（图10-2）。

—殆垫应该能够提供双侧后牙区稳定的咬合接触。

—咬合接触应该至少延伸到第一磨牙处。咬合接触只是延伸到前磨牙区时，无法保证足够的咬合稳定需求，而且不能中和TMJ处的异常受力（图10-3），所以必须要保证磨牙区有咬合接触。

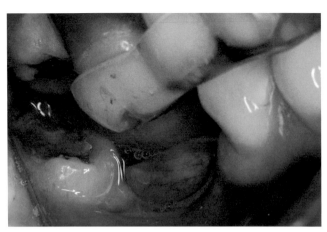

图10-3　如果𬌗垫在后牙区覆盖不足，咬合接触只是延伸到第二前磨牙，这可能会导致TMJ负荷异常，所以必须保证咬合接触延伸到第一磨牙区。

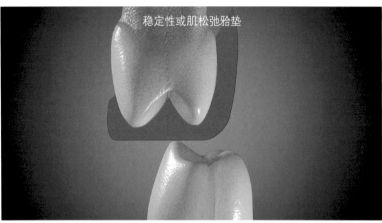

稳定性或肌松弛𬌗垫

图10-4　𬌗垫𬌗面与对颌牙尖之间的关系。必须保证𬌗垫的𬌗面平坦光滑，以避免出现侧向运动而不稳定。

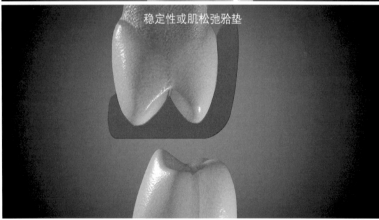

稳定性或肌松弛𬌗垫

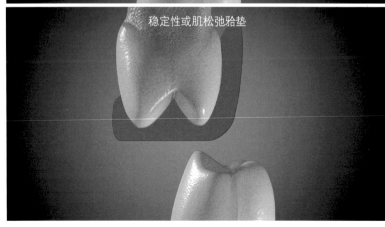

稳定性或肌松弛𬌗垫

天然牙列和种植体的调𬌗治疗——三维咬合

—接下来需要决定殆垫是做在上颌还是下颌，这取决于双侧咬合稳定性必须至少延伸到第一磨牙处的要求。较常采用上颌殆垫，其原因在于通常情况时侧向运动中，是下颌尖牙相对于上颌尖牙进行滑动运动。

—殆垫的后牙殆面必须保证非常平整而没有凹凸不平的结构，其目的是允许对颌牙尖（上颌殆垫的颊尖与下颌殆垫的舌尖）在侧向运动时光滑无阻碍且没有殆干扰（图10-4）。平滑的殆垫殆面能够使牙尖顺利分离，而且利于引导下颌寻找CR，当然殆垫表面还需要适当地抛光。

—佩戴殆垫后垂直距离会有轻微变化，但对于避免肌肉承受额外负荷的作用是微乎其微的。而且应该在半可调殆架上对殆垫进行分析，其后牙区的垂直高度应尽可能小，只要能够保证后牙在侧向运动时顺利分殆即可。对于颌位关系不调非常显著或者存在孤立牙齿引起殆干扰的病例，修整牙齿形态就是非常必要的。但是对于一些极端病例，就非常必要采用拔牙的处理方式（尤其是第三磨牙）。研究模型应该在CR位上殆架，咬合记录操作可以单独使用咬合蜡或硅橡胶，来保证良好的模型稳定性。但是当垂直距离增加过大时，下颌会向后旋转而压迫上气道，进而气流阻力增大，这时机体可能受到激惹，而导致睡眠呼吸暂停的出现甚至症状逐渐加剧。因此为

了增加上气道间隙，需要使用下颌前伸装置，但同时使用这些装置很可能会导致颞下颌关节紊乱病（TMD）。

—殆垫的腭侧部分需要进行金属加强，在前磨牙区还需要弯制卡环来增进固位（图10-1）。

—殆垫边缘需要保证圆滑以免磨破嘴唇。

—殆垫必须覆盖上颌所有的牙齿。

—为了患者的舒适度要求，上颌殆垫可以不覆盖腭部。

—制作殆垫采用热压成型或自凝丙烯酸树脂两种方式。不推荐软质殆垫，因为它会导致紧咬牙的出现。

—稳定性殆垫适用于磨牙症、TMJ和咀嚼肌功能紊乱、颈部疼痛以及任何与咬合或者副功能运动有关的病变。头痛常常也具有咬合及副功能运动的病因来源。

—有时在判断疾病是否具有咬合源性的病因时，殆垫还可以起到辅助鉴别诊断的作用。

—在新制作的固定修复体或种植支持的修复体戴入口内后，强烈要求患者夜间戴用殆垫，因为在紧咬牙或夜磨牙副功能运动的影响下，可能会导致患者的修复失败。

—良好的口腔卫生习惯。

副功能运动可能引起咀嚼肌的负荷异常、功能亢进、痉挛以及疼痛，这些都是可以理解的，而且这些病变还会如前所述导致颈部疼痛。当这些症状确定与咬合相关时，患者佩戴

𬌗垫就可以明显改善其症状。

那么这种颈部疼痛的原因到底是什么？肌肉痉挛与这种紊乱有关系吗？

首先，我们需要认识到头部有两个活动关节：下颌关节及颈椎。当患者由于𬌗干扰而出现紧咬牙现象时，需要阻止头和颈部关节的运动，否则患者会因为头颈部稳定性不佳的缘故而无法进行磨动牙齿的运动。相应地就可以理解，如果在磨牙症状出现的同时伴有𬌗干扰，将会导致颈部疼痛和肌肉硬结，而佩戴𬌗垫将会缓解TMJ、咀嚼肌和颈部的不适症状。物理治疗对于此类病变同样是有效的。

那么𬌗垫需要佩戴多久？一般对于疼痛剧烈的情况需要24小时佩戴𬌗垫，中度和轻微疼痛时可以先夜间戴用𬌗垫，可酌情全天戴用。如患者症状没有明显改善，可改为全天24小时戴用𬌗垫2~3周，进食时取下，一旦症状得到控制，就可以逐渐缩减𬌗垫的佩戴时间。

调磨𬌗垫

在技工室返回制作好的𬌗垫后，首先需要在患者口内进行试戴，询问患者有没有佩戴较紧的部位，如果有就调磨𬌗垫对应区域的组织面，直到紧迫的感觉消失。按压𬌗垫𬌗面，检查是否稳定而没有晃动，如果按压𬌗垫时有任何形式的晃动，可用自凝树脂对组织面进行衬垫。切记一定要在树脂彻底凝固前小心地取下𬌗垫，否则𬌗垫会很难取下，最后还需要小心

去除多余的自凝树脂。

下一步是调整𬌗垫的咬合，其目的是获得"生理𬌗"，在下颌闭合至MI位或CR位时，𬌗垫上双侧后牙区应呈现平坦的咬合接触，在侧向运动时应保证尖导平缓（图10-2）。当引导患者至CR位时，用黑色咬合纸来进行咬合检查，应该在双侧后牙上都存在咬合接触印迹。接下来需要实现双侧后牙的咬合接触位于支持尖上，通过进一步调磨，最终调至上颌𬌗垫上中央部分的黑色咬合印迹呈点状，如果是下颌𬌗垫应去除远中部分的咬合印迹。

接下来嘱患者做下颌向右、向左和前伸运动，用红色咬合纸来检查侧向和前伸时的尖导（图10-1）。在临床医生引导Bennett运动时，通过反复滑动来检查是否存在有害的咬合接触（请参照第11章调𬌗治疗部分内容）。嘱患者闭合于CR位，在此它和MI位是协调一致的，再次使用黑色咬合纸进行咬合检查，任何与黑色点状咬合印迹不一致的红色印迹都需要磨除，这样才能避免后牙区出现𬌗干扰。

最后一步抛光𬌗垫，使其表面和边缘高度光滑，保证患者较高的舒适度。

再定位𬌗垫

除了前牙区特有的斜面结构，上述同样的原则也适用于再定位𬌗垫。在闭口时，前牙区的斜面使患者下颌向前移动，此斜面与𬌗平面

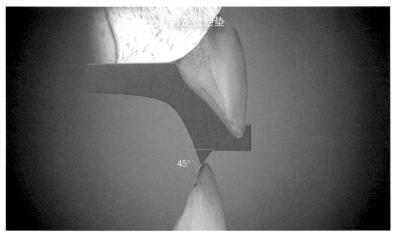

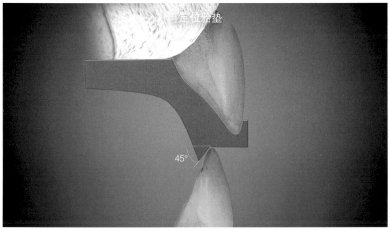

图10-5 图示再定位殆垫，前牙区的斜面将下颌导向更前方，这样能够防止TMJ后区受压迫。

的夹角为45°（图10-5）。

对于关节盘前移位且疼痛位于TMJ后部的患者，在稳定性殆垫无效时可以选用再定位殆垫。同样对于咀嚼功能受限的患者，也建议采用再定位殆垫进行治疗，因其可以改善咀嚼功能。

这种殆垫可以引导髁突向前，起到缓解关节后双板区压力的作用。在20世纪90年代，有些研究学派支持将髁突引导向前的治疗方法，认为可以恢复髁突与退化的关节盘之间的相互位置关系，然后在此位置上进行咬合重建。但是后来发现，有时关节盘会再次出现前移位，并产生往复弹响，因此现在不再采用这种治疗方法。我们也不主张把再定位殆垫作为一种最终的治疗选择，而只是作为夜间暂时戴用，最长时间不超过1个月，实在必要时也可以24小时佩戴。

经过戴用一段时间之后，可以用肌松弛殆垫来替代再定位殆垫。我们认为应该避免导下颌的位置向前这样的治疗方法，但是对于睡眠呼吸暂停综合征的患者，只要没有引起疼痛或者TMD，导下颌向前是可以的。

最终建议

我们大量的临床治疗经验证明，对于咬合以及副功能运动相关的疾病，肌松弛𬌗垫的治疗效果都非常好。从生理学角度来说，戴用𬌗垫可以回避异常的咬合接触，因此能够达到提高机体的防御和适应能力的目的。

𬌗垫的精心设计是非常必要的，它必须满足咬合的基本原则，否则将会对患者起到有害的作用。

为了评价𬌗垫的作用而专门设计的科学研究，其结果都很难具有普遍意义，原因在于𬌗垫的设计及其调𬌗方式存在着非常大的差异，这些局限性导致很多对照研究实际上毫无价值，因为很难在不同的研究方法中进行相同的判断和量化。

那么我们可以预期到𬌗垫会有什么样的作用呢？对于磨牙症患者，因为牙齿与牙齿之间有了软材料的隔垫，所以可以起到阻止牙齿间接触和磨耗的作用，但是只建议在夜间戴用。𬌗垫能够防止前文中讲到的咬合异常引起的异常负荷或者疼痛。鉴于副功能运动与中枢神经系统的密切联系，而且它的表现不单单依赖于咬合，所以很难让它完全消失。正确的𬌗垫治疗能够阻断TMJ处承受的异常负荷（图10-6和图10-7）。

𬌗垫治疗可以消除病因以及阻止病理损害的加重，从而达到减轻疼痛的目的，它促使机体调动其"生理适应能力"来对病变进行回应。此外，也不能忽略除咬合之外的其他解剖结构，因为戴用𬌗垫将会直接或间接地影响到以下结构：

A. 颅颈部位置

（肌肉松弛）

B. 髁突（关节窝）

—进行期。

—稳定期。

—适应期。

—退行性变期。

—𬌗垫对于上面"髁突（关节窝）"病变的前3个分期阶段都是有效的，它可以防止出现负荷异常。

C. 关节盘

—没有移位。

—有移位。

—𬌗垫可以缓和关节内的压力。

D. 关节囊

—伸缩性良好。

—扩张。

—具有阻止病理性拉伸的保护作用。

E. 关节滑液

—关节滑液运送营养物质到关节表面，移

除代谢废物并且充当润滑剂。

—佩戴殆垫可以防止关节滑液分泌不足。

F. 关节韧带

—关节→活动度过大。

—关节外。

—关节内→侧副韧带。

—殆垫可以缓解韧带的拉伸和压缩。

G. 肌肉

—咀嚼系统。

—颈部。

—殆垫起到松弛肌肉和阻止负荷异常的作用。

H. 杠杆力

—压缩。

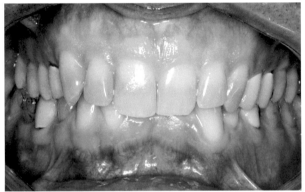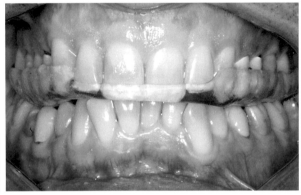

图10-6 前牙深覆殆，佩戴殆垫抬高垂直距离，进而避免前牙部分对下颌运动的限制。

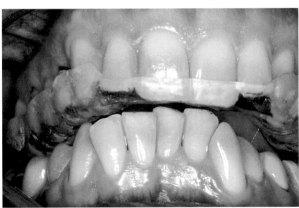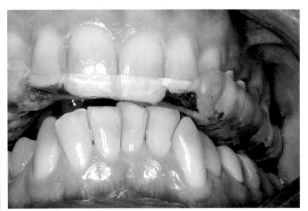

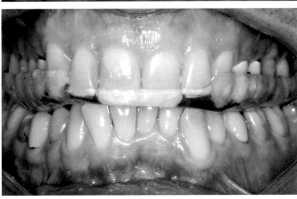

图10-7 佩戴殆垫后可以允许下颌自如地侧向和前伸运动。

—牵拉。

—𬌗垫起到平衡咬合的作用，这样就能补偿和抵消有害的杠杆力。

I. 精神压力→副功能运动→功能亢进

—戴用𬌗垫可以使机体的功能亢进状态所处的环境更具生理性，也就是说，即使存在副功能运动，但是由于佩戴了𬌗垫，可以使这种功能亢进不会导致病理性问题。

𬌗垫的使用可以防止严重的异常负荷以及

上述解剖结构病变的发展。

一旦患者的疼痛症状得到缓解，接下来就一定要消除其咬合病因，换句话说，此时适用于采取调𬌗治疗。对于缓解咬合异常引起的症状，物理治疗师、脊椎按摩师/整骨师、心理治疗师以及神经专科医生的参与都是非常重要的，而且在特定情况下，修复、种植、正畸以及其他治疗方法也是必要的。

最终在临床中面对的疑难困惑都证明了这些病因的重要性，当然其中最为重要的是咬合因素。

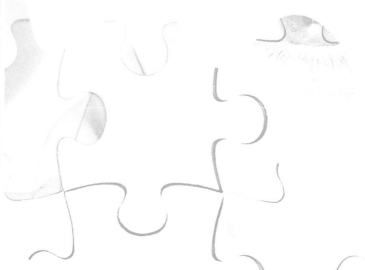

（提取码：dnkx）

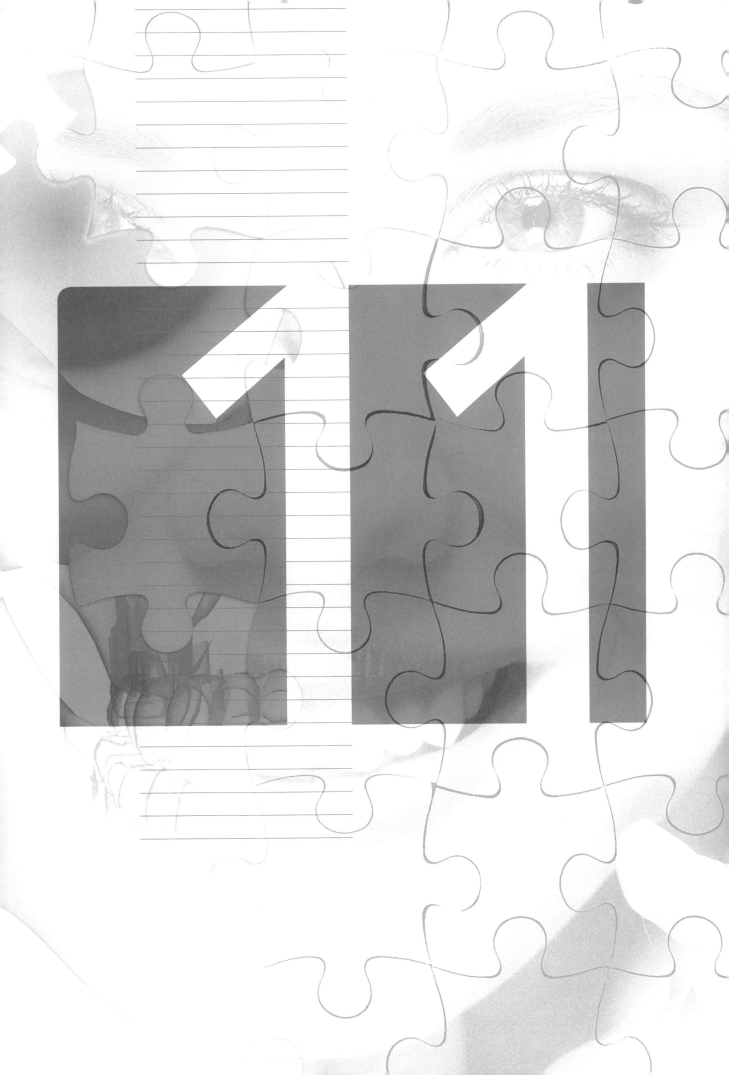

调𬌗治疗

Occlusal Adjustment

调𬌗治疗介绍

调𬌗治疗的目的是使正中关系位（CR；髁突位置）与最大牙尖交错位（MI；牙齿）保持

协调一致，这就是常讲的建立MI与CR协调一致的 "生理𬌗" 或 "𬌗的相互保护" 状态（图11-1）。

当患者闭口时整个后牙区都参与咬合过

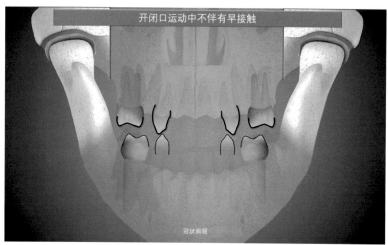

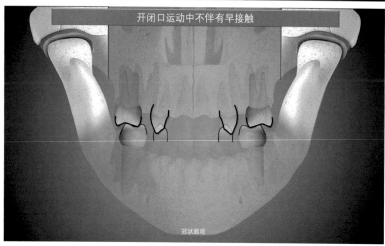

图11-1　开闭口运动中不伴有早接触：正中关系位（CR；髁突位置）与最大牙尖交错位（MI；牙齿）协调一致。闭口过程中，髁突位置保持稳定。

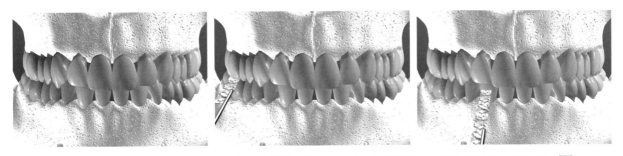

图11-2 生理𬌗或𬌗的相互保护。后牙组尖窝紧密接触，在前牙区咬合纸可轻抽出。CR与MI保持协调一致。

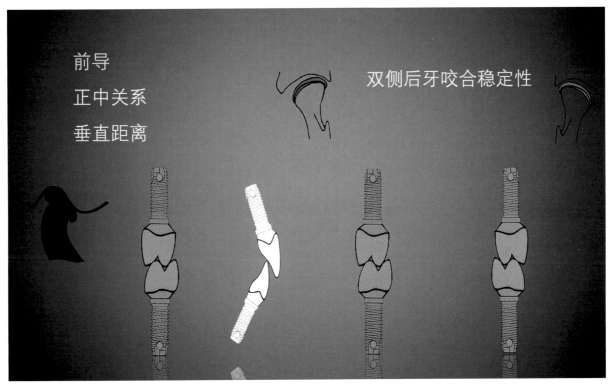

前导
正中关系
垂直距离

双侧后牙咬合稳定性

图11-3 前导确保了在侧向运动时后牙区没有咬合接触。

程，理想状态下薄咬合纸在紧咬时后牙区不能抽出，而另一方面薄咬合纸在前牙区可以轻抽出，前牙区的咬合接触只存在于侧向和前伸运动时，因此这种现象又称为"𬌗的相互保护"，其含义为后牙在开闭口时对前牙起保护作用，而在侧向和前伸运动时对后牙起保护作用的是前牙（图11-2）。

前导（图11-3）能够防止在侧向和前伸运动时后牙区出现咬合接触，这就意味着磨牙和前磨牙会有较少的磨耗，进而降低崩瓷的风险，减少种植体负荷过重或折断的概率，以及降低固位螺丝出现断裂和松脱的概率。同时前导还可以保障前牙美学要求的实现，这对于辅助定位后牙𬌗平面，以及避免颞下颌关节（TMJ）负荷异常都具有积极意义。

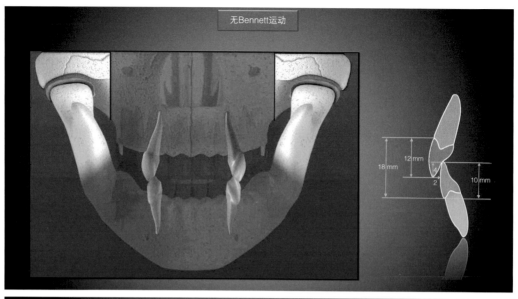

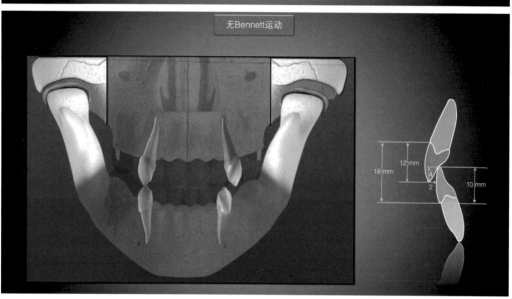

图11-4　右侧前导：髁突围绕铰链轴单纯转动。非工作侧髁突向下、向前及向内移位。闭口时上、下颌尖牙相对位置关系图。

常常需要提供的引导方式是尖牙引导，也就是通常所说的"尖导"（图11-4），图中显示髁突和上、下颌尖牙的运动情况，可见下颌尖牙如何在上颌尖牙腭面进行滑动运动的过程，以及髁突围绕其垂直轴或铰链轴进行旋转运动，这一侧就是我们常讲的"工作侧髁突"，而对侧髁突则出现向下、向前以及向内的运动，我们称之为"非工作侧髁突"。

在此图例中，工作侧髁突不仅发生旋转，而且伴有轻微向外侧的移动，也就是常说的"Bennett运动"（图11-5），当Bennett运动存在时往往对应的引导方式为尖导。

有时临床医生可以在对侧下颌角（非工作侧）施加推力，推动下颌朝向工作侧运动来引导出Bennett运动（图11-6）。

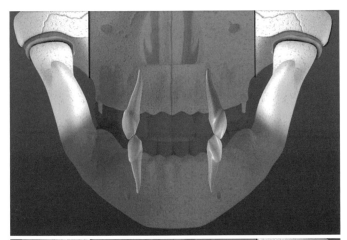

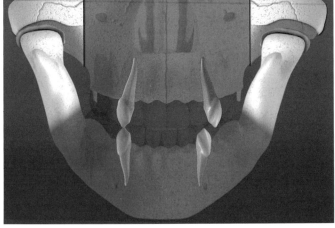

图11-5 右侧前导。因为Bennett运动的出现，髁突不仅发生旋转而且向外侧移动。

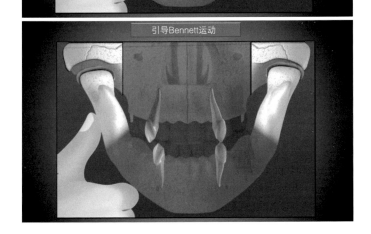

图11-6 医生手法引导的Bennett运动。力施加于下颌角处并朝向对侧髁突，工作侧髁突首先向外移动。

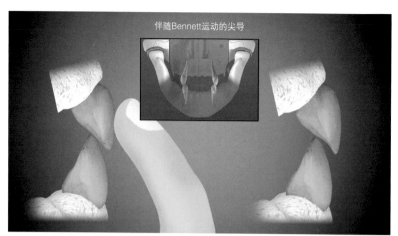

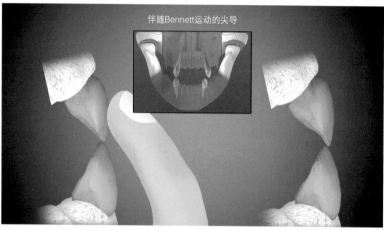

图11-7 伴随Bennett运动的尖导。注意右侧髁突如何向外侧运动。手指轻贴上颌尖牙牙冠颊面来感受旋转现象，上颌尖牙腭侧面形态经过调整后这种情况就消失了。

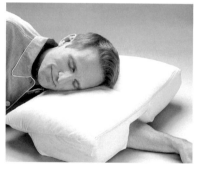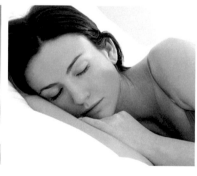

图11-8 自我诱导但不是自发的Bennett运动。需要考虑调殆治疗，治疗后会出现尖牙舌面形态、前磨牙和磨牙的溢出沟以及牙尖高度的变化。

前导
正中关系
垂直距离

双侧后牙咬合稳定性

图11-9 CR时髁突位于关节窝内最符合生理的位置，能够防止周围组织出现负荷异常，并且这个位置容易重复。

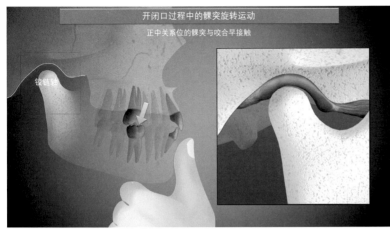

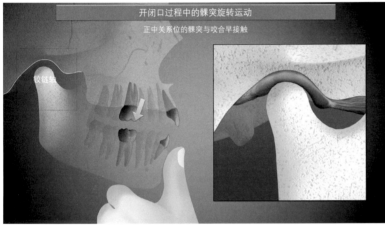

图11-10　开闭口过程中的髁突旋转运动。保持髁突位于CR位来显示早接触，在早接触出现之前髁突只是单纯围绕铰链轴旋转，不会出现滑动。用力咬合使髁突离开CR位。

Bennett运动的存在可以使上颌尖牙腭侧面的凹度加深，进而改变其形态，它还能影响牙尖对应溢出沟的方向（图11-7）。

有害的Bennett运动在现实生活当中经常会出现。试想如图11-8中的两个人，由于其胳膊和手所处的位置，会不知不觉中压迫下颌角朝向对侧髁突运动，如果这时伴有牙齿紧咬现象，而在调𬌗治疗中又没有引起重视时，那么这种咬合接触在侧向运动时将是有害的，它将会危及修复体、螺丝、种植体、牙列以及TMJ，因此我们称之为𬌗干扰。

对髁突和关节窝而言，CR是其最符合生理的位置（图11-9），髁突位于关节窝正中的位置可以防止周围组织承受异常的负荷。

手法引导下颌至CR以及维持下颌处于CR，这些操作都需要在小开口的范围进行，这时髁突在关节盘的保护下只围绕铰链轴旋转而不发生滑动（图11-10）。

在到达MI之前，任何可能出现的咬合接触都称为早接触，为了实现CR与MI协调一致，去除早接触尤为必要。在患者进行咀嚼运动时为了使髁突稳定在某个生理位置或CR位，必须考

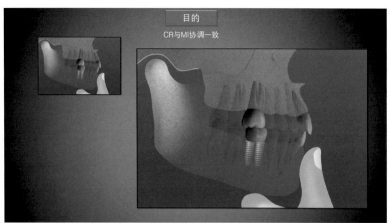

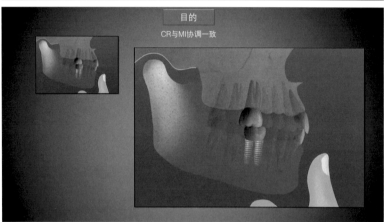

图11-11 此示例中CR与MI不一致。当患者在没有引导下重咬时，将会出现滑动和种植体负荷过重，髁突位置也发生变化。

虑到早接触的影响。

髁突相对应于关节盘的无血管区，这一区域可以充当"救生衣"的作用，能够避免髁突与关节窝之间骨与骨的直接接触，否则那样将会导致关节的退行性病变。

调𬌗治疗的目的是确保CR与MI协调一致，这种协调一致的关系称为正中𬌗或𬌗正中（图11-11），其名称因不同学者而异。图中显示的是一个早接触如何导致种植体及其附属结构出现严重异常负荷情况的过程，在CR到MI的过程的早期可见轻微的"滑动"。

去除早接触后这种滑动随之消失，这时要求患者用力闭合，不会再出现前述的滑动现象，究其原因为实现了咬合状态的平衡，以及具备合理的后牙咬合约束（图11-12）。

合理的咬合约束和平衡咬合状态，可以使患者在咬合时（引导可有可无）都能到达同一位置，不会因为错𬌗畸形而出现下颌滑动。消除早接触或经由磨动才能进入稳定咬合位置的这类现象，将会带给患者咬合的舒适感（图11-13）。

同时具有合理的咬合约束和平衡的咬合状态，还能够避免种植体周围骨、修复体组件、

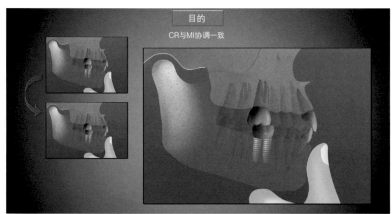

图11-12　调𬌗治疗使CR与MI协调一致，种植体负荷恢复平衡，重咬时髁突位移也消失了。

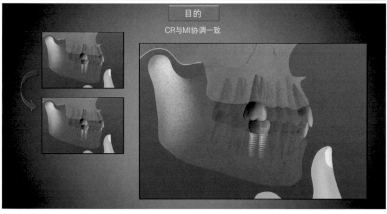

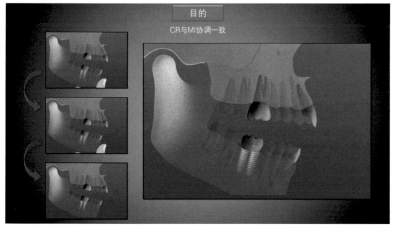

图11-13　嘱患者后牙区咬合时可以无引导地直接闭合到CR。消除早接触过程完成。

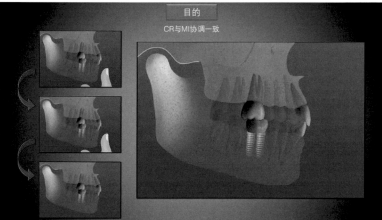

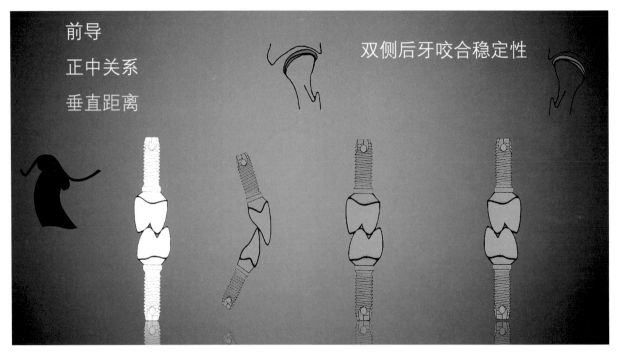

图11-14　上、下颌牙列闭合后获得的高度称为垂直距离。

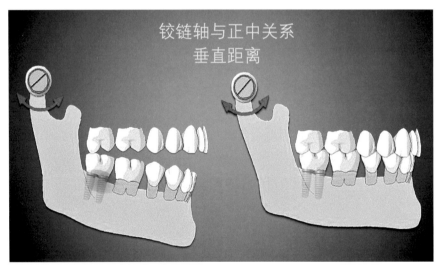

图11-15　因为髁突可以在正中关系位绕着铰链轴旋转，所以改变垂直距离是可以的。通过改变上、下颌第二磨牙的形态来实现患者后牙区尖窝吻合的咬合状态之后，开𬌗的状况得到改善并且咬合力的分布变得平衡，继续闭合直到建立前导。

种植体、螺丝和前牙等处承受异常负荷，尤其是在出现磨牙现象和下颌向前移动时更为显著，而TMJ不会受到这种异常负荷的影响。对于种植体来说，为了避免螺丝在旋紧后受力异常，很重要的一点是在种植修复体上实现"被动就位"，加上良好咬合的保证，口颌系统生理功能将运行正常，且TMJ不会承受负面拉力的影响。

合理的"垂直距离"（图11-14），可以保证良好的面部软组织支持，因而能够提供满意的面部美观感受，还可以减少面部沟和皱纹的出现；另一方面在静息、交谈或微笑时，能够保证患者暴露出令人满意的牙齿长度，同样还能够提供与整齐牙列和面部美观相一致而比例协调的唇形。

此外，咀嚼肌具备极强的适应能力，能够很好地适应垂直距离的增加，从而避免天然牙列特别是种植支持的修复体承受异常负荷，因为这时髁突将发生旋转，所以TMJ也不会受到拉力的作用。另一方面通过改变两个第二磨牙的𬌗面解剖形态，使后牙区达到咬合平衡状态，进而形成良好的前导和符合生理要求的垂直距离（图11-15）。

要想获得稳定的髁突–关节窝位置关系，其决定性保证是实现双侧后牙的咬合稳定性（图11-16），这样才可以避免出现负性杠杆力，形成理想的咀嚼面积分布特征，进而避免牙齿和种植体处的负荷异常。

对于任何口腔修复治疗来说，确定将咬合接触延伸到最后的磨牙区域是非常重要的。

还需要考虑到闭口肌群的重要性，它们收缩所产生的合力位于上颌第一磨牙附近，也就是基本与咬肌的走行方向一致。

而当咬合设计不合理时，比如短牙弓咬合接触延伸位置不够，将会在TMJ处产生旋转力和异常负荷（图11-17），也就是说咬合接触一定要保证至少做到第一磨牙处才能避免出现前面讲述到的有害杠杆力（图11-18），这样才能保证咀嚼力分布合理，防止牙列、种植体和TMJ处出现异常负荷。

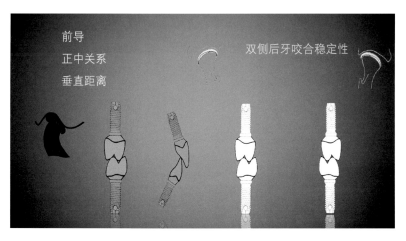

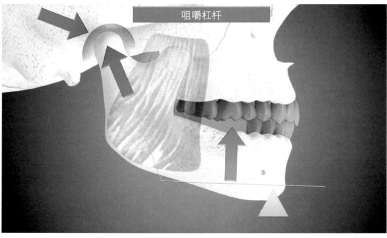

图11-16 双侧后牙咬合稳定性。如何获得后牙组功能𬌗。

图11-17 前组早接触使髁突出现明显的向上旋转，这将会导致颞下颌关节（TMJ）后区受压。

调𬌗治疗的目标

调𬌗治疗的目标是通过检查牙尖、加深咬合窝和建立良好的前导,以获得功能性解剖形态和建立生理𬌗,从而在工作侧、非工作侧和前伸运动时为对颌功能尖提供牙尖分𬌗轨道。

对于天然牙列或种植修复设计强制要求使用半可调𬌗架,以便于实现最终的治疗效果。假如在𬌗架上不能实现良好的前导,那么就需要考虑采用其他的治疗方式,如正畸治疗或者全口修复咬合重建(图11-19)。

调𬌗时需要使用红色和黑色的薄咬合纸并搭配球状车针。

在上颌或下颌修复治疗进行口内试戴时,或者口内简单调𬌗时,可能出现只是单侧牙列存在咬合接触的异常情况,如图11-20中显示的病例所示,该患者只在右侧存在咬合接触,并且CR与MI无法协调一致。

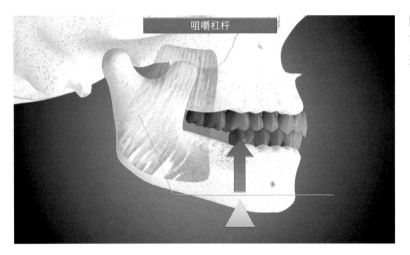

咀嚼杠杆

图11-18 咬合接触延伸到第一磨牙处可以避免TMJ受压的状况,咬合接触只延伸到前磨牙区是不够的。

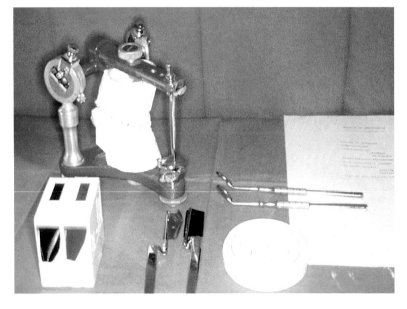

图11-19 调𬌗治疗所必需的设备和材料:半可调𬌗架、红色和黑色咬合纸以及球状车针。

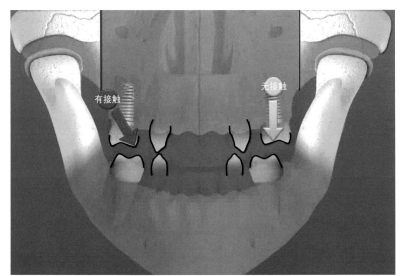

图11-20 闭口时在CR位，患者只有右侧存在咬合接触，这导致髁突产生有害的位移以及种植体处出现异常负荷。后面提供了两种可能的解决方法。

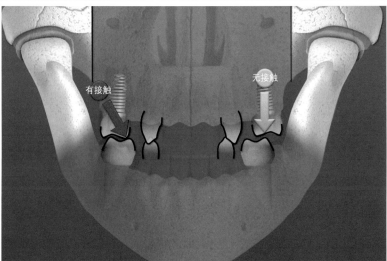

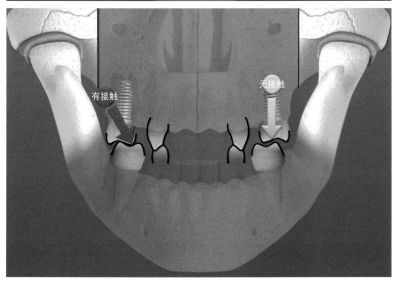

考虑到这个病例垂直距离的具体情况，给予下面两个处理建议：

——在以降低垂直距离为代价的前提下，对

于存在咬合接触侧，通过修整𬌗面解剖形态而降低咬合高度，并且消除不必要的咬合接触，直到双侧都出现咬合接触并达到平衡（图11-21）。

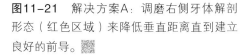

图11-21 解决方案A：调磨右侧牙体解剖形态（红色区域）来降低垂直距离直到建立良好的前导。

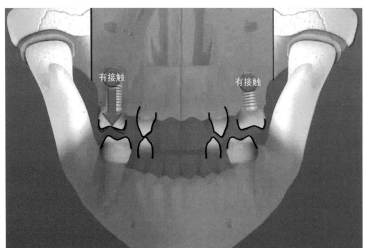

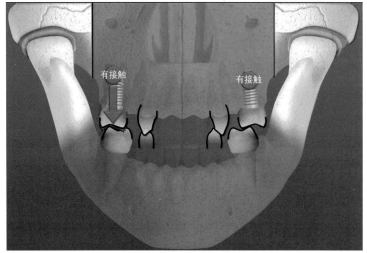

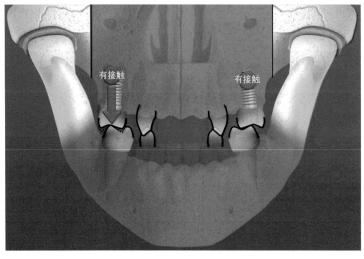

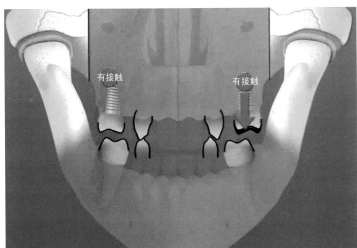

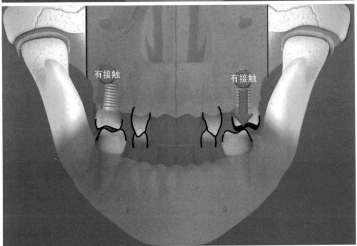

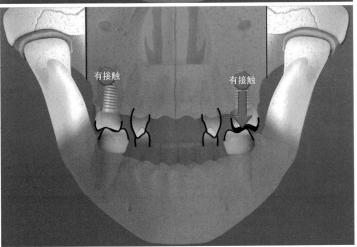

图11-22 解决方案B：加高左侧牙体𬌗面高度（黑色区域）将获得垂直距离的增加。

—加高对侧的𬌗面形态结构以达到双侧咬合平衡。增加垂直距离需要在牙齿𬌗面添加瓷修复体，类似于在天然牙列上制作的瓷贴面或固定修复体（图11-22）。应该增加还是降低垂直距离取决于尖牙的覆𬌗大小，一般建议为3~4mm。如果尖牙的覆𬌗过小，应该降低𬌗面高度来减小垂直距离。相反，如果尖牙的覆𬌗过大，需要增加牙齿的𬌗面高度来增加垂直距离。

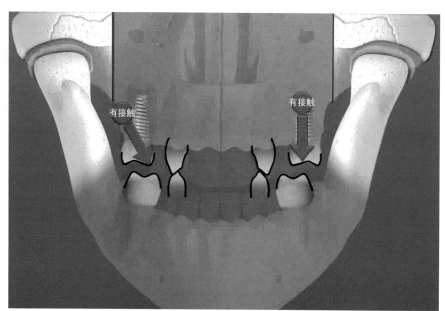

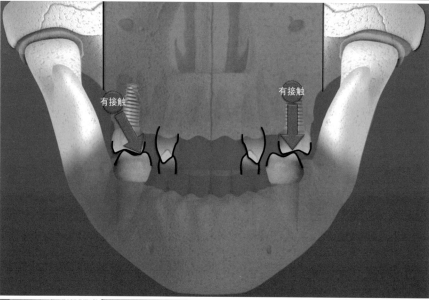

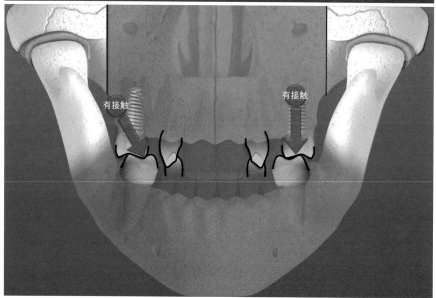

图11-23 闭口时CR与MI不一致，双侧牙齿都发生接触。这种情况可以通过调𬌗治疗解决。

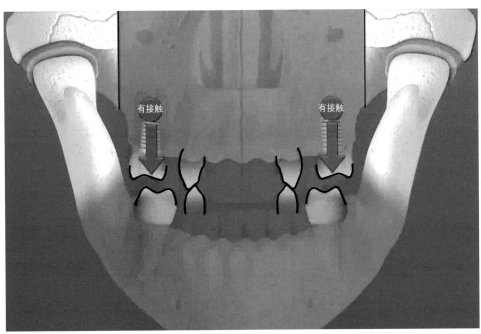

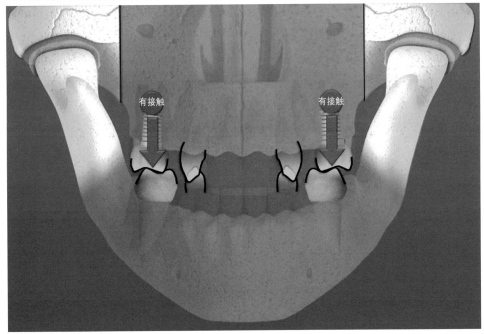

图11-24　调𬌗治疗使CR与MI保持协调一致，髁突仍然稳定位于关节窝内。

　　请注意，如果CR与MI不一致，任何病例都不可能实现咬合稳定，即使可以达到双侧都存在咬合接触的状态，但这并不是理想的咬合稳定状态（图11-23）。

　　相对应地，如果在修复治疗口内试戴时，临床医生检查到存在咬合异常，应该进行调𬌗治疗以实现双侧均有咬合接触，这样才能实现CR与MI协调一致，其原理是通过调磨削减那些不合理的咬合接触，最终实现TMJ内髁突在关节窝中的稳定性（图11-24）。

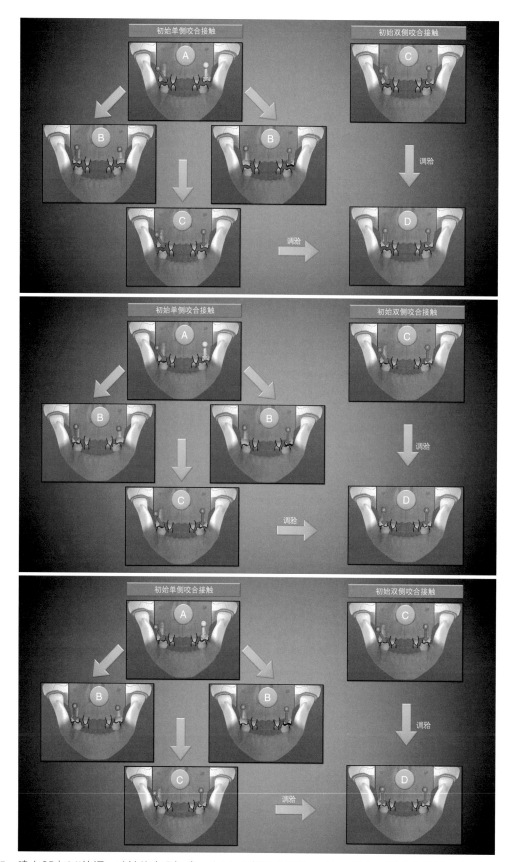

图11-25　建立CR与MI协调一致性的步骤概述：（A）单侧咬合接触；（B）建立双侧咬合接触；（C）双侧咬合接触但是CR与MI不一致；（D）CR与MI协调一致。

总之，图11-25显示为MI时存在单侧咬合接触（A），这就意味着必须通过增加或者降低咬合高度，具体选择依赖于垂直距离以及尖导的情况（最轻的前牙接触），才能实现双侧咬合接触（B）。这将会使患者咬合至MI时双侧均出现咬合接触（C），但是这样的接触状态在CR时极有可能并不稳定，而且会导致咬合过程中出现牙齿磨动的现象。因此为了建立与MI协调一致的CR（D），还需要进行调𬌗治疗（OA）。磨牙处的稳定咬合接触状态是髁突位置正常的必要保障。过早出现的双侧咬合接触（C）同样属于异常现象，会直接导致不稳定状态的出现，因此仍然需要调𬌗治疗来解决（D）。

调𬌗治疗方法

调𬌗治疗方法（图11-26）包括用黑色咬合纸检查后牙咬合接触，调磨𬌗面上出现的斑状印迹，最终形成黑色点状印迹，使用的咬合纸厚度应该薄于0.4mm。

调磨咬合斑状印迹时，需要先去除下颌牙列𬌗面上远中部的咬合接触（保留大多近中部分的咬合接触），以及上颌牙列𬌗面上近中部分的咬合接触（保留大多远中部分的咬合接触），也就是上颌与下颌调磨的位置正好相反。下颌牙齿上远中的咬合接触点应该记作"ManDy"，而上颌牙齿上近中部分的咬合接触点则缩写为"MaxiM"。

调𬌗治疗

❖ 消除 | 上颌远中
| 下颌近中

❖ 结束后印迹均为较小的黑色点状（CR=MI）

❖ 侧向运动时后牙区没有红色印迹

❖ 红色咬合印迹只出现在代表前导的区域

图11-26　调𬌗治疗时需要医生引导患者下颌至CR位，这样就能够确定首先调整哪一侧，其目的是为了消除早接触。然后患者可以无引导地闭合至MI位，此时与CR位并不一致。

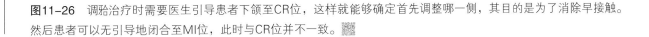

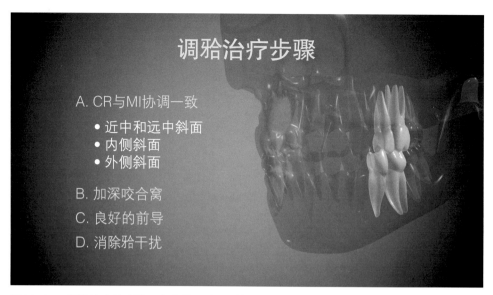

图11-27 调𬌗治疗的步骤：必须使CR与MI协调一致，侧向和前伸运动时后牙没有咬合接触（𬌗干扰），这样才能避免咬合负荷异常。

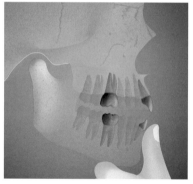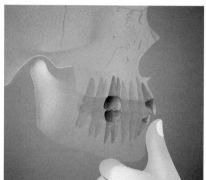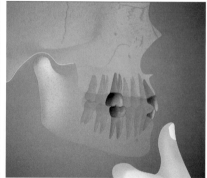

图11-28 引导患者下颌至CR位来检测首先需要调整的咬合侧，去除对应的咬合早接触。然后患者可以自然地闭口至MI；但是与CR仍然存在不一致。

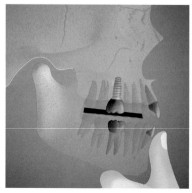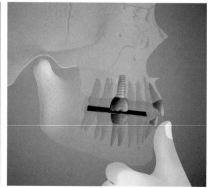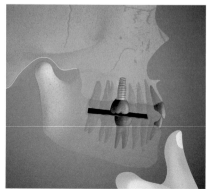

图11-29 如图11-28情况相同但是采用黑色的薄咬合纸（＜0.4mm厚）来进行咬合检查。用力咬合时髁突离开CR然后滑动入MI。

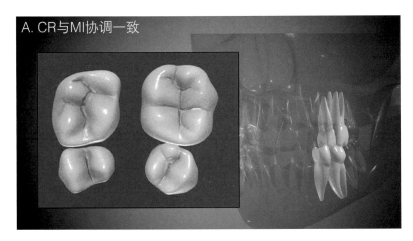

A. CR与MI协调一致

图11-30 请注意，咬合接触的对应关系，支持尖（下颌颊尖和上颌舌尖）与其所对应的咬合窝紧密接触。通过调𬌗治疗消除所有早接触是实现CR与MI协调一致的第一步。

最终在𬌗面上应该呈现广泛的黑色点状咬合印迹，以及侧向运动时后牙区没有红色咬合印迹（采用红色咬合纸），唯一存在的红色咬合印迹应该位于上颌前牙的腭面，这是前导对应的印迹，同样的原则也适用于下颌牙列。

调𬌗治疗的首要目标（图11-27）是保证CR与MI协调一致，因此调𬌗治疗的第一步是首先调整牙齿的近中和远中斜面，然后再调整外侧和内侧斜面。

第二步是根据需要加深咬合窝。

第三步是建立良好的前导，通过有效性评估之后再进入第四步，即消除后牙的𬌗干扰。

有时候正中早接触可能也会变成侧向运动的𬌗干扰，这一点是必须考虑到的。因此要求我们在调𬌗治疗中需要反复交替进行第一步和第二步。

在口内进行调𬌗治疗时，牙医需要引导患者下颌至CR位（图11-28），嘱患者闭口至

出现第一个咬合接触时，就确证为早接触，然后患者可以在没有医生的引导下继续闭口，图11-28可以看到由于早接触而导致出现向前的滑动。

图11-29是与图11-28同样的过程，但是在双侧牙列上放置双层黑色薄咬合纸，下颌处于髁突较CR位时移向更为前方的位置。

有关咬合接触的研究让我们知晓，下颌支持尖与对应的上颌咬合窝紧密匹配（图11-30），同理上颌支持尖（磨牙和前磨牙的腭尖）与下颌咬合窝相对应吻合。在这个例子中，CR与MI协调一致，可以阻止患者出现咬合滑动的现象，一切都是那么协调完美。

但不幸的是，现实往往不总如此，因此我们需要掌握怎么将咬合恢复到理想状态的方法。

调𬌗治疗的步骤

CR与MI协调一致

当存在早接触（髁突位于CR，在闭口过程

中到达MI之前出现的咬合接触）时，下颌牙尖的远中斜面和上颌牙尖的近中斜面之间的接触会使下颌向前移动（图11-31）。使用黑色咬合纸，引导患者下颌至CR的同时嘱患者紧咬，这时在下颌后牙远中斜面上就会显示出第一个早接触点的印迹，因此必须调磨去除大多数远中斜面的接触点而保留大多数近中斜面的接触点。

而在上颌牙列则刚好相反，调磨的斜面主要位于近中（图11-32），换言之，需要调磨去除大多数近中斜面的接触点，而大多数远中斜面的接触点应该保留。

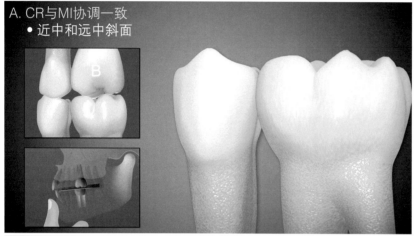

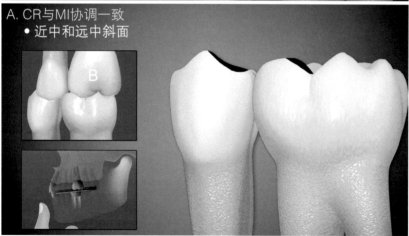

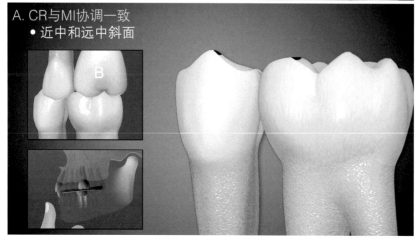

图11-31　上颌近中斜面与下颌远中斜面存在的咬合早接触，会导致下颌向前偏移。下颌牙列上的黑色咬合印迹及其去除方法：调磨远中内侧咬合印迹（ID）处，保留大多数近中的咬合印迹区域。

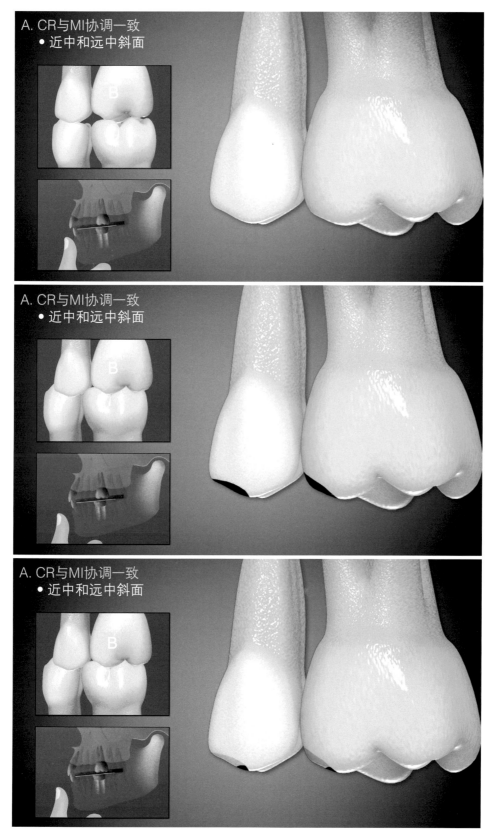

A. CR与MI协调一致
• 近中和远中斜面

A. CR与MI协调一致
• 近中和远中斜面

A. CR与MI协调一致
• 近中和远中斜面

图11-32　针对上颌牙列进行调𬌗的原则与下颌类似，但是对于上颌牙列需要调磨近中斜面的咬合接触，而大部分远中接触点应该予以保留，因此上颌牙列调磨的部位与下颌常常是对应互补的位置。然后引导患者下颌至CR位，并嘱其在第一个咬合接触出现时用力紧咬。

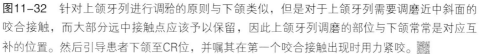

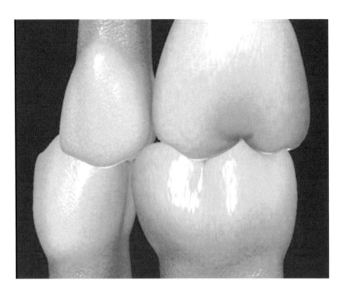

图11-33 前面早接触调磨之后的结果图，可以阻止下颌向前移位。但是还需要定位侧向运动需要调磨的部位，常常需要调整其内侧斜面。

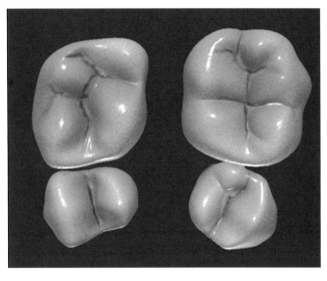

图11-34 前磨牙和磨牙的𬌗面解剖形态，可见上颌及下颌内侧斜面与其毗邻的牙尖和咬合窝的关系。

消除上述近中和远中斜面的所有早接触点将会阻止下颌向前移位（图11-33），那些保留下来的印迹所代表的咬合接触，会在出现紧咬型副功能运动时发生作用，导致牙齿的压低。在这种情况下，即使上颌牙尖没有起到支持功能，保留下来的咬合接触也能够提供足够的稳定性，并且还可以防止有害力的影响。

如图11-34显示为需要调整的上、下颌牙齿的内侧斜面或𬌗面，下颌颊尖的内侧斜面在朝向咬合窝滑动过程中与上颌舌尖的内侧斜面发生接触，可能就会出现早接触（图11-35）。

这些早接触呈现为横向的黑色咬合印迹，其作用使下颌偏移闭口轨迹向外移位，这种移位会发生在咬合接触的同侧。与之相反，对侧下颌向内出现移位，为了消除这种移位的情况，除了近中和中央的接触点外，其他所有的咬合接触都应该磨除，也就是说靠近咬合窝的咬合接触应该保留，而斜面的形态需要去调整。

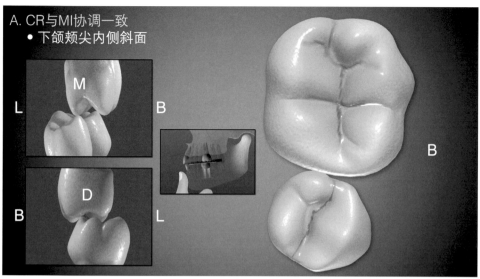

A. CR与MI协调一致
- 下颌颊尖内侧斜面

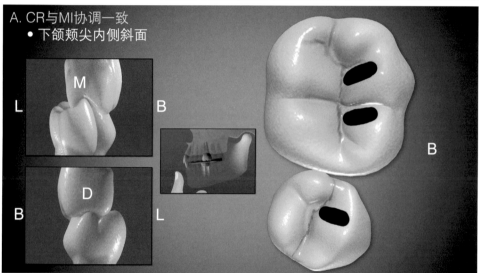

A. CR与MI协调一致
- 下颌颊尖内侧斜面

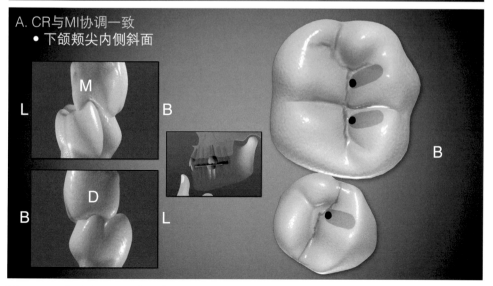

A. CR与MI协调一致
- 下颌颊尖内侧斜面

图11-35 与上颌舌尖形成早接触的下颌颊尖内侧斜面，这样的早接触会引起下颌的向外侧移位，此时髁突离开关节窝。保留斜面上最靠近中和中央部分的接触点不去调磨。

同样的情况也会出现在下颌舌尖的内侧斜面（图11-36），上颌舌尖迫使下颌向内偏移，这样也会呈现出横向的印迹。除了最靠近中和中央部分的咬合印迹保留不去调整之外，其他所有这些咬合接触都需要调整斜面形态，进而实现牙尖形态的重新塑形。在图11-37中

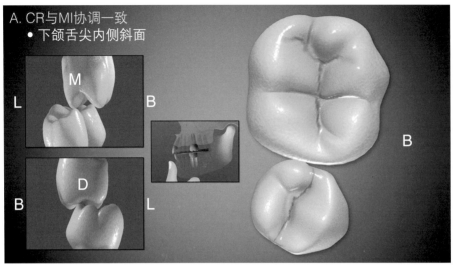

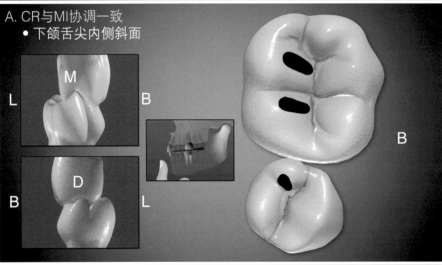

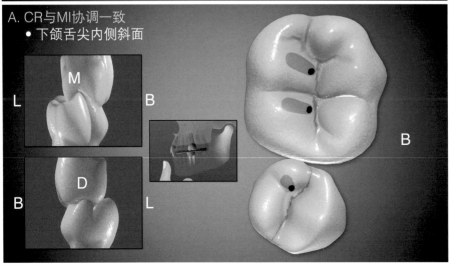

图11-36 与图11-35相同，但是与上颌舌尖形成早接触的是下颌舌尖的内侧斜面。下颌滑动运动，髁突向内侧远离关节窝。邻近咬合窝的牙尖斜面上最靠近中和中央部分的咬合接触点，在调𬌗时不去调磨而保留不动。

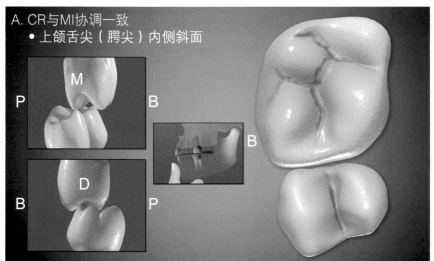

A. CR与MI协调一致
• 上颌舌尖（腭尖）内侧斜面

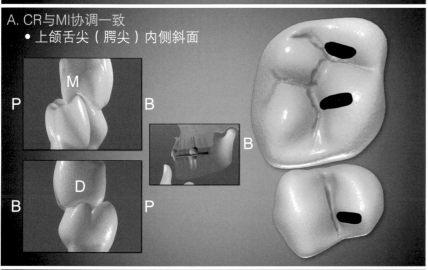

A. CR与MI协调一致
• 上颌舌尖（腭尖）内侧斜面

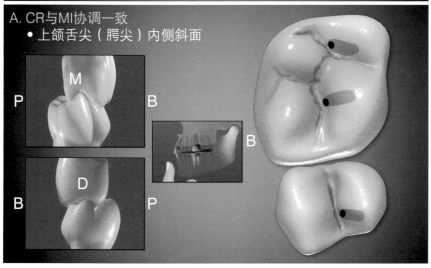

A. CR与MI协调一致
• 上颌舌尖（腭尖）内侧斜面

图11-37 下颌颊尖与上颌舌尖（腭尖）内侧斜面之间产生早接触。下颌向外侧滑动，而且髁突也以相同方向远离关节窝。因此需要调整牙尖斜面的形态，但是要保留最靠近中和中央的咬合接触点不去调磨。

的示例显示，下颌颊尖在向咬合窝运动的过程中与上颌舌尖的内侧斜面发生接触，由此产生横向的咬合印迹。这些有害的咬合接触使同侧下颌发生向外的偏移，因此除最靠远中和中央部分的咬合接触外，其他的咬合印迹都需要磨除。

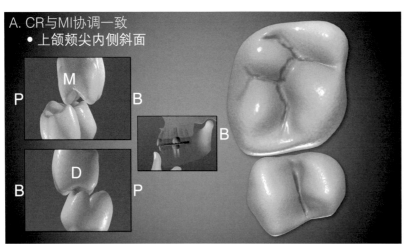

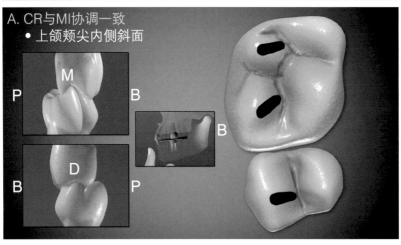

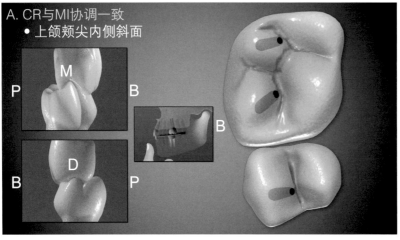

图11-38 上颌舌尖（腭尖）内侧斜面的早接触点。下颌及髁突偏向内侧，需要保留最靠远中和中央的接触点不去调磨。

图11-38举例说明当下颌颊尖作为支持尖与上颌颊尖的内侧斜面发生接触时，所呈现出咬合印迹，以及使下颌向内移位，这时除了保留最靠远中和中央部分的点状咬合接触之外，其他的咬合接触都应该磨除。

在调𬌗治疗的这个阶段，需要引导患者闭合至CR位，并用黑色咬合纸来进行咬合接触检查。图11-39上面部分的图为调𬌗治疗之前的情况，可见因为早接触使下颌出现偏移，偏移的方向可能向前或向侧方，也可向左或向右，

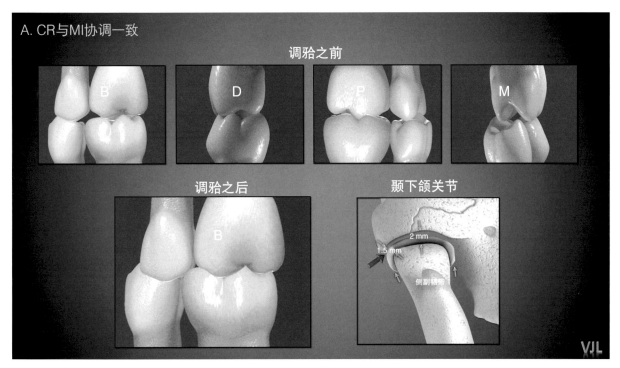

A. CR与MI协调一致

调𬌗之前

调𬌗之后　　　　　颞下颌关节

图11-39　调𬌗治疗第一步之前（上图）和之后（下图）。早接触没有引起髁突在关节窝里的移动。髁突向内或向外的移动在不同侧可能会导致相反的结果。需要牢记TMJ外侧区域容易出现病理改变。可以同时对上、下颌牙列进行调𬌗处理。

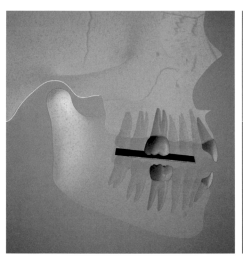
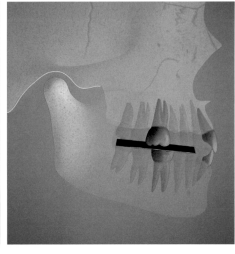

图11-40　无论是否通过医生手法的引导，患者都可以闭口至CR且与MI保持协调一致。在嘱患者用磨牙咬合时放置黑色咬合纸进行检查。

也可能是几种形式的组合。在图11-39下面部分的图中可见，经过调𬌗治疗之后那些有害的偏移运动都消失了。

　　这时患者的CR与MI保持协调一致而不会出现"磨动"现象（图11-40）。经由黑色咬合纸检查，大多咬合接触显现为黑色点状，但也有少数大面积的黑色印迹。这是为了确保咀嚼功能面积没有减少，所以咀嚼功能尖的咀嚼面还保留为有效的面状，而没有转变成点状，这些接触印迹都位于咬合窝的特定功能部位。

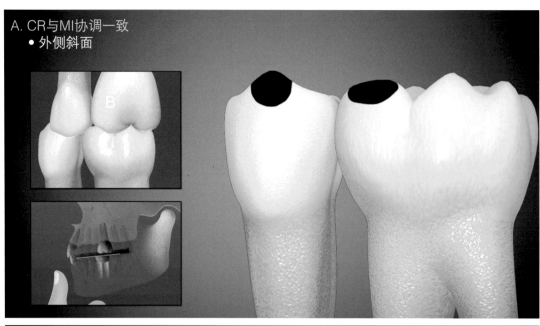

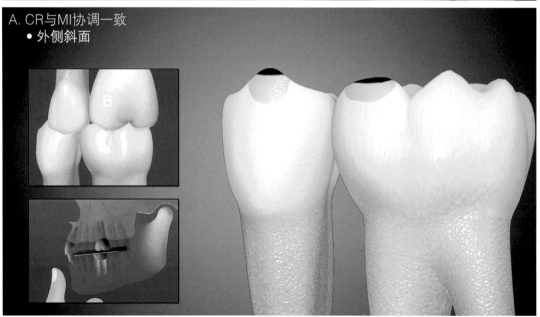

图11-41　下颌前磨牙和磨牙处的咬合负荷过重。这种情况是由于牙尖与咬合窝的咀嚼功能面的接触范围过大，虽然不会导致颌位关系变化，但是会带来咬合负荷异常。解决这类问题的办法为缩减咬合接触面积，提供点状接触形式的功能接触面。

但是对于那些大面积的咬合印迹区域，还是需要进行调验以避免出现咬合应力集中，这种应力集中对于副功能运动所致的肌肉功能亢进、种植支持的修复体及固位螺丝和天然牙列都将是有害的。

有些时候下颌支持尖也会表现出咬合负荷异常，具体表现为不仅是在牙尖顶出现咬合接触，而且在围绕牙尖顶的周围也出现大面积的咬合接触（图11-41）。如前所述，调验治疗的目的是获得广泛的点状咬合接触支持，而不

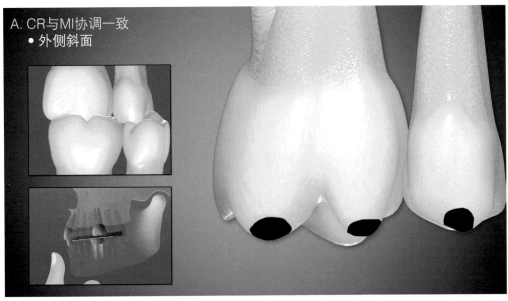

A. CR与MI协调一致
• 外侧斜面

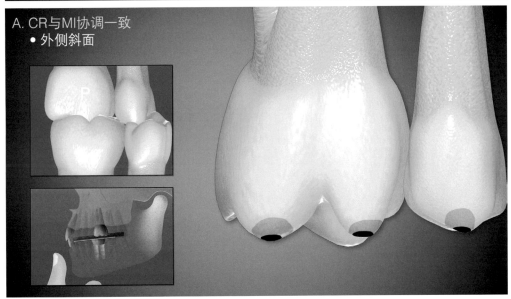

A. CR与MI协调一致
• 外侧斜面

图11-42　与图11-41相类似上颌牙列对应的情况。

是形成引起异常咬合负荷的大面积咬合接触。

　　基于这个原因，在下颌牙尖围绕牙尖顶区域周围的咬合接触都需要调磨，而牙尖顶部分的接触点则保持不动，此时的目标不是形成点状接触，而是保证足够的咀嚼面积即可，在后面进行加深咬合窝时才考虑创建点状接触。

　　同样的原则也适用于上颌支持牙尖，此时涉及的部位是其外侧斜面（图11-42），与支持尖咀嚼面相对应的黑色咬合印迹区域应保留不动，稍后进行对颌咬合窝的加深操作。

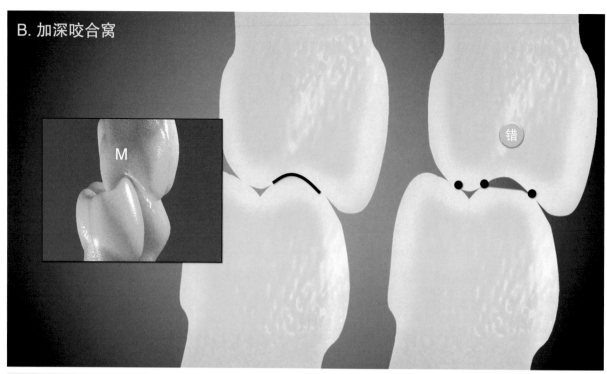

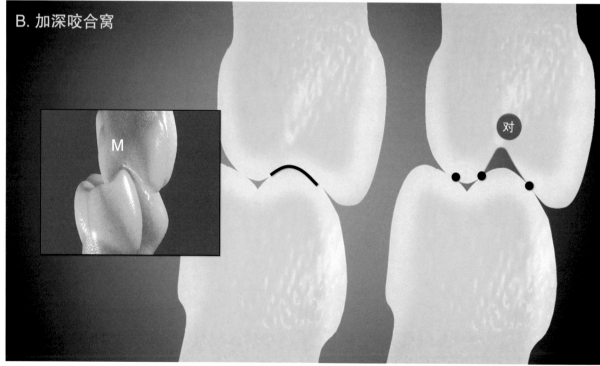

图11-43　有些支持尖与对颌的咬合窝呈现过大面积的接触。加深咬合窝可以缩减接触面积但不会影响咀嚼效率。这种方法将大面积的黑色接触区域转变为较小的点状接触，此为调拾治疗的第二步（加深咬合窝）。

加深咬合窝

减小有效的接触面积（图11-43）是非常必要的，而且对于调𬌗治疗的第二阶段来说，有两个选项可供选择：

—第一个方案包括磨除支持尖，只保留可以满足垂直距离和咬合稳定性要求的两个接触点，由于这样会导致咀嚼效能明显降低，所以并不是一个理想的解决方案。

—第二个方案为加深和加宽相对应的咬合窝，也只保留提供稳定性的两个接触点，这样处理不会损失咀嚼功能活动的

效能，因此是最佳的解决方案，这种咬合处理方法称为"咬合窝加深"。

然后用酒精棉球将所有的咬合印迹清洁干净，继续放置黑色咬合纸，嘱患者进行咬合（图11-44），因为此时CR与MI协调一致，所以闭合过程中不会出现障碍。

将所有黑色咬合接触印迹调磨成点状之后，会呈现为许多黑色点状咬合接触（在这个病例中，每个咬合窝和支持尖有两个接触点；但是由于个体咬合的差异性，所以接触点可能多也可能少）。总的来说，后牙区域咬合单元可以提供足够的咬合稳定性需要，进而阻止下

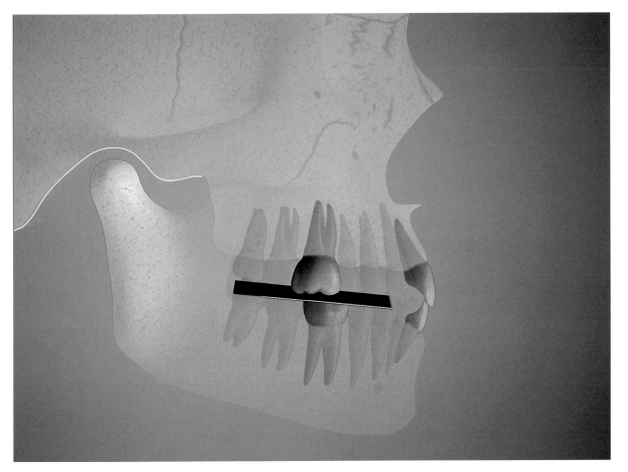

图11-44 在牙列间放置黑色咬合纸并嘱患者进行咬合，此时不会出现下颌的偏移。

颌出现移位和向后的运动（图11-45A和图11-45B）。有时当在每个咬合单元上存在3个或4个咬合接触时，如果其分布是合理的，这种咬合接触就是满足要求的，图11-46显示的是理想的前磨牙和磨牙的咬合接触关系。

总之，在医生手法引导患者下颌至CR位的过程中，不能刻意用力使张口过大，这样才能保证髁突围绕铰链轴进行旋转而没有位移（图11-47）。因此从一开始，髁突就接近于我们所寻找的生理位置，当出现第一个咬合接触

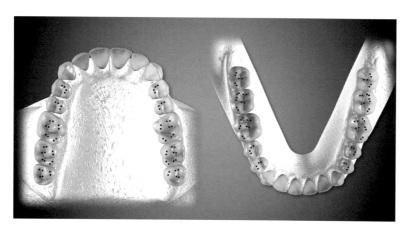

图11-45A　后牙区遍布点状咬合印迹，清晰而不粗糙。接触点位于支持尖和功能咬合窝。图示为理想的咬合接触状态；但是在通常情况下咬合接触点没有那么多。

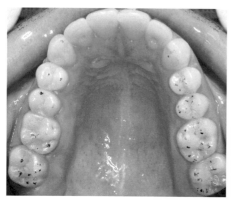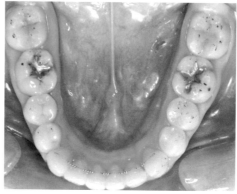

图11-45B　请注意本图中的咬合接触点比图11-45A中的少，但是这些接触点都是点状印迹，这就预示着不存在早接触。

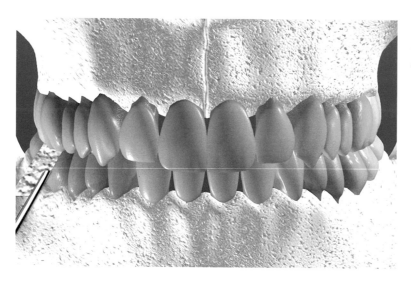

图11-46　用Arthus薄膜咬合纸来验证后牙区的咬合接触状态，双侧都应进行检查操作。

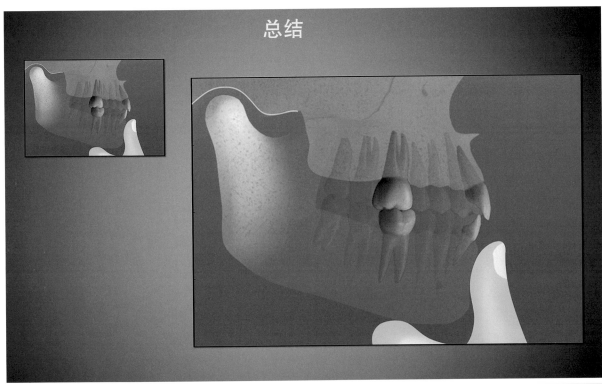

总结

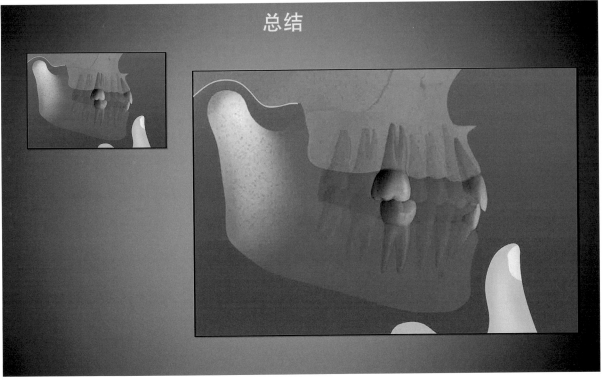

总结

图11-47　当前咬合改变的总结。调𬌗治疗之前引导下颌至CR位来检查出现的第一个咬合接触也就是早接触点，这时患者闭口时出现滑动。

时，在无引导状态下嘱患者自然用力紧咬，这时的咬合接触会导致下颌向前方或侧方滑动，最终引起上颌前牙区受力过大，并且还会改变CR位时髁突的位置。

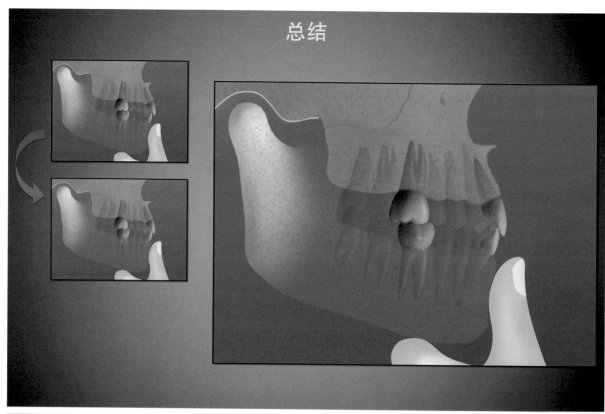

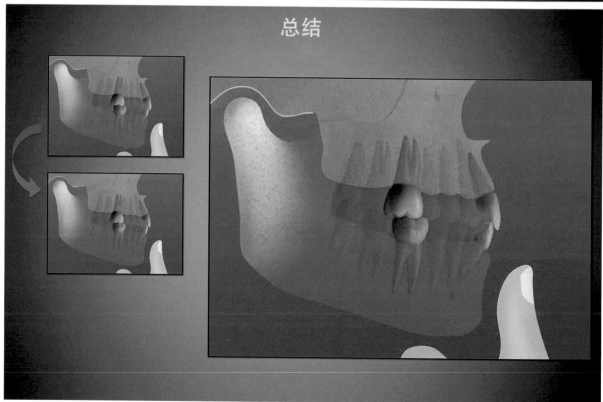

图11-48 调𬌗治疗的第一步可以达到CR与MI协调一致，因此在下颌闭合时不再出现滑动，所有的早接触都已经被消除。

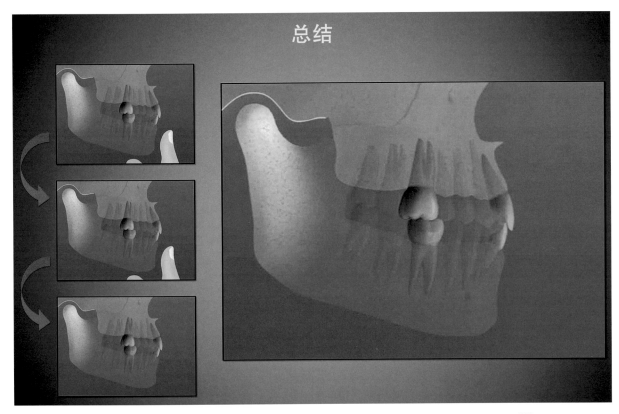

图11-49　患者可以在没有引导下而自然闭合至CR，现在它与MI（牙齿咬合关系）是协调一致的。

在移除早接触之后，即使采用手法引导患者至CR位，磨动现象也不再出现。这与无引导下嘱患者咬合的结局是一致的（图11-48），因为这时后牙的咬合接触稳定性保证了髁突位置的稳定。

即使在闭口时医生不去引导下颌至CR位，因为后牙咬合稳定性的缘故，下颌也可以顺利找到髁突在关节窝内的生理位置（图11-49）。

换言之，这时不再需要引导患者下颌至CR位，只需要简单地要求患者闭口即可，在后牙咬合稳定性的作用下就可以顺利达到这个位置。当患者睡眠以及磨牙时，也能够实现在髁突关节窝内位于同一生理位置。

提供良好的前导

一旦CR与MI实现协调一致（正中𬌗），那么接下来就需要调整前导，前导可以由尖牙或整组前牙来提供。

图11-50可见在侧向和前伸运动时前牙区必须存在咬合接触，但是在MI位时前牙区的咬合接触并不一定要双侧都有，如在图11-51中就是单侧接触。在MI位时咬合纸放置于前牙区，应该可以轻拉取出。

前牙区覆𬌗应该不超过4mm，这样才能允许下颌顺畅分离。前牙区水平向的覆盖至少需要2mm，以使侧向运动时不会出现应力集中。如

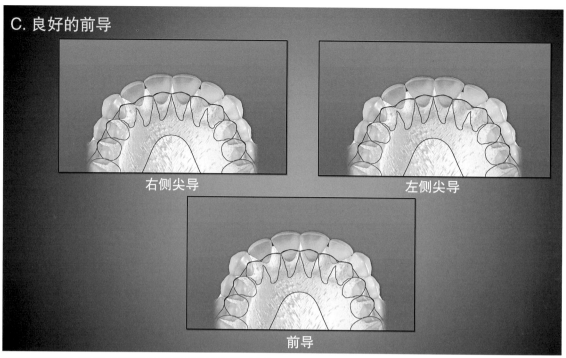

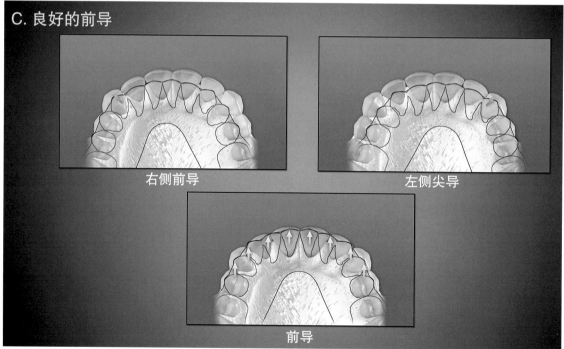

图11-50 调𬌗治疗的第三步为建立侧向和前伸运动中良好的前导，请注意下颌尖牙是如何沿着上颌尖牙腭侧近中斜面进行滑动而形成侧导的，以及前导的形式。

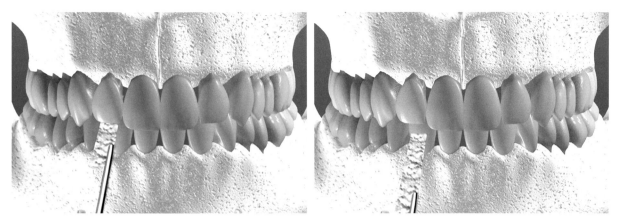

图11-51 采用Arthus薄膜咬合纸来检查MI时后牙区是否存在有害的接触点，牙弓两侧都需要进行检查。在前牙区必须能够轻拉出咬合纸。

果不能实现良好的前导，可以借助修复体、贴面或者复合树脂等手段来实现（图11-52）。

至此，实现了CR与MI协调一致，而且也建立了良好的前导，那么接下来就需要把研究模型上半可调𬌗架，在调𬌗治疗进行之前需要通过检查来判定，是否通过调𬌗就能够达到治疗目标，有时可能需要先进行正畸治疗。值得欣慰的是，在这个示例中已经建立了如前所述良好的前导，这在任何咬合重建或调𬌗治疗中都

是非常重要的特征，例如它能够保证侧向运动时后牙区无咬合接触。在非正中运动时，创建的溢出沟可以使牙尖与其对应的咬合窝实现顺利地分离。

消除𬌗干扰

在工作侧、非工作侧以及前伸运动时，溢出沟可以使对颌相应的牙尖无阻碍地实现𬌗分离。如图11-53所示，上、下颌都适用同样的规律，这样对应的牙尖都可以顺利实现𬌗分离。

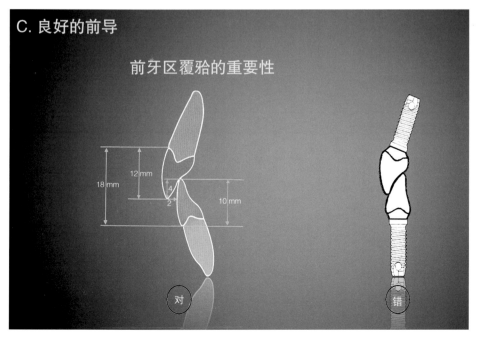

C. 良好的前导

前牙区覆𬌗的重要性

12 mm

18 mm

4

2

10 mm

对

错

图11-52 合理和不合理的前导示意图。这是咬合重建的首要目的：建立合理的垂直距离。

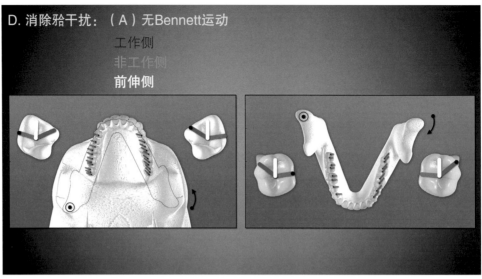

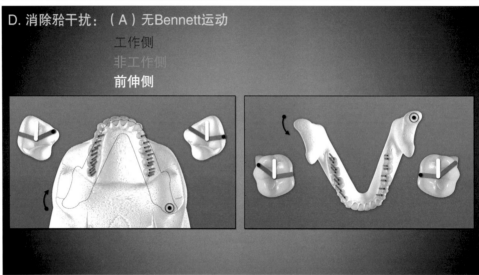

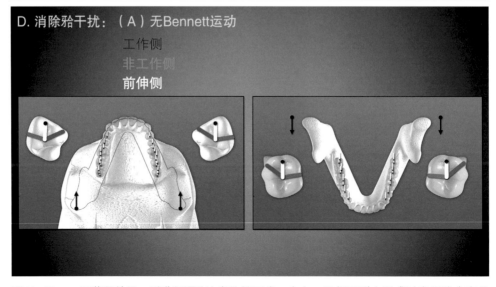

图11-53　一旦获得前导，则进行调𬌗治疗的第四步，在上、下颌牙列上形成对应于咬合窝的溢出沟，请注意工作侧、非工作侧和前伸运动对应的不同溢出沟。

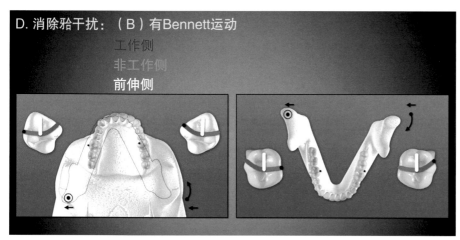

D. 消除𬌗干扰：（B）有Bennett运动

工作侧
非工作侧
前伸侧

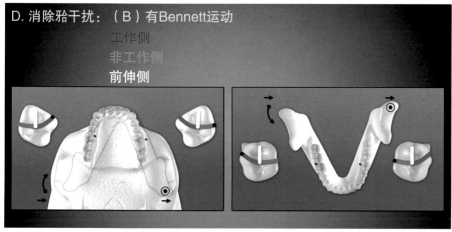

D. 消除𬌗干扰：（B）有Bennett运动

工作侧
非工作侧
前伸侧

图11-54　Bennett运动的存在导致了溢出沟方向的不同，并且引起工作侧髁突（旋转）向外侧移动，这样就改变了上、下颌牙列的相对运动方式。前伸运动没有改变。

上颌牙列𬌗面上的黑点对应着下颌的远颊尖；也就是支持尖的位置。下颌牙列𬌗面上的黑点与上颌近舌尖相对应。红线对应着工作道，蓝线为非工作道，白线则是前伸道。对于上颌牙列，以3颗磨牙和2颗前磨牙来算，包含22个功能咬合窝与66条溢出沟；下颌牙列则共包含16个功能咬合窝及48条溢出沟，所以全牙列总共为114条溢出沟。上颌功能尖为16个，下颌功能尖为22个（对应着对颌的22个咬合窝）。在此工作侧发生旋转的髁突用圆圈进行标注。

由图11-54可见，Bennett运动会影响到溢出沟的方向。工作侧髁突不仅围绕铰链轴进行旋转，而且还伴有向外侧的移动。溢出沟方向的差异依赖于Bennett运动的有无，所以在引导出Bennett运动时进行调𬌗是非常重要的。在Bennett运动出现时同样的原则也适用于上颌牙列。

接下来为调𬌗治疗的第四步，也就是去除所有的𬌗干扰。

消除下颌牙列𬌗干扰的第一步为在口内放置红色咬合纸（图11-55），医生嘱患者闭口并做向右、向左及向前的滑动运动，这样在侧向滑动中就引导出了Bennett运动。

去除咬合纸并检查𬌗面的印迹，所见到的红色点状印迹属于正常的后牙接触位置，而大面积的红色印迹则对应为𬌗干扰。

接下来继续在口内放置黑色咬合纸并嘱

患者进行咬合，所有与黑色印迹不一致的红色咬合印迹都需要磨除。溢出沟或者排溢道的走行特征与工作侧、非工作侧及前伸运动密切相关（图11-56）。使用球状车针进行降𬌗调磨时，方向应该由咬合窝开始（方向见图11-56）。工作道方向应保持水平向内，非工作道朝向侧后方，而前伸道轨迹则为直行向后，可以看出这些下颌运动轨迹组合起来像步入口内的鸭掌形状。

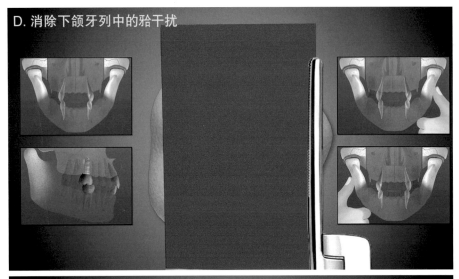

D. 消除下颌牙列中的𬌗干扰

图11-55　放置红色咬合纸，嘱患者向右、向左及向前滑动。然后医生在下颌侧向运动时引导Bennett运动，最终可见红色的条状和点状印迹。

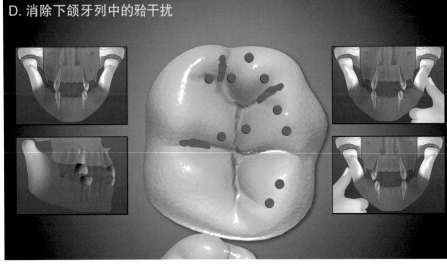

D. 消除下颌牙列中的𬌗干扰

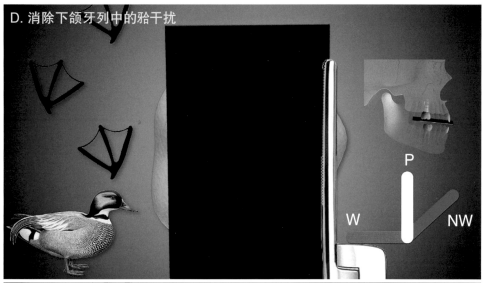

D. 消除下颌牙列中的𬌗干扰

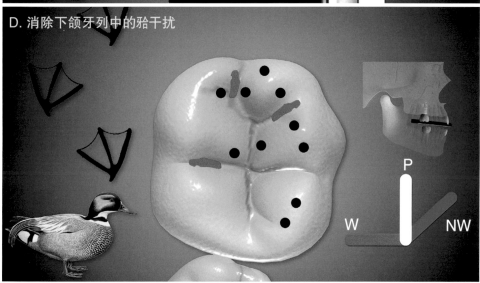

D. 消除下颌牙列中的𬌗干扰

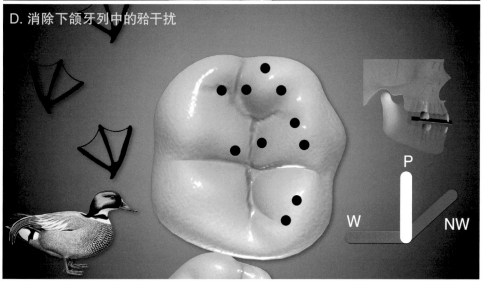

D. 消除下颌牙列中的𬌗干扰

图11-56 嘱患者咬合在黑色咬合纸上，在修整下颌溢出沟形态过程中调磨掉与黑色印迹不重合的红色咬合印迹，其形态类似于步入口内的鸭掌。

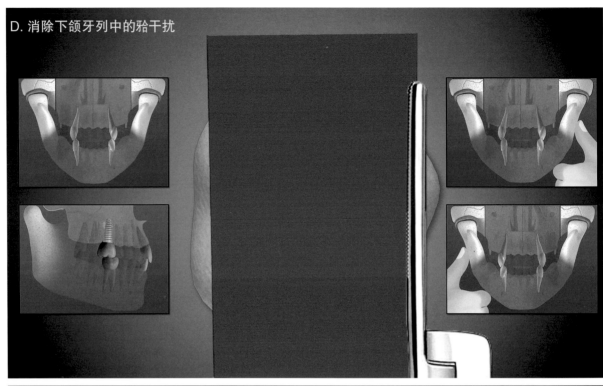

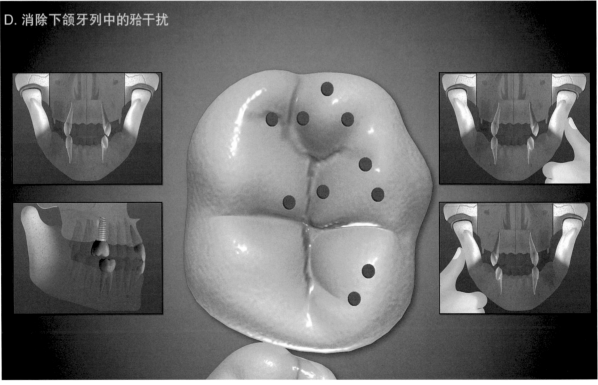

图11-57 搭配红色和黑色咬合纸，根据需要这样的调殆操作可以反复多次进行，直到看不到孤立的红色咬合印迹。

D. 消除下颌牙列中的𬌗干扰

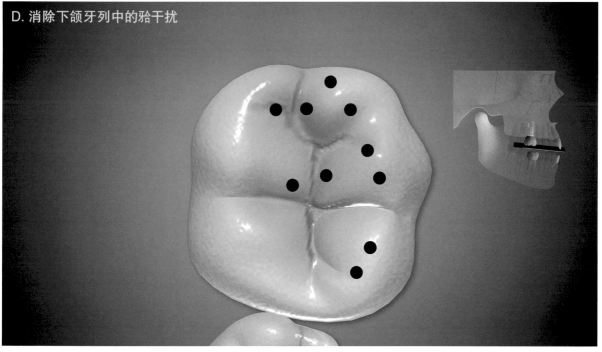

D. 消除下颌牙列中的𬌗干扰

图11-58　搭配红色和黑色咬合纸，根据需要这样的调𬌗操作可以反复多次进行，直到看不到孤立的红色咬合印迹。

用红色咬合纸来检查侧向运动，黑色咬合纸来验证CR与MI的一致性（图11-57），整个操作需要重复多次。当在黑色点状咬合印迹处不出现红色印迹时，才表明𬌗干扰已经去除（图11-58）。

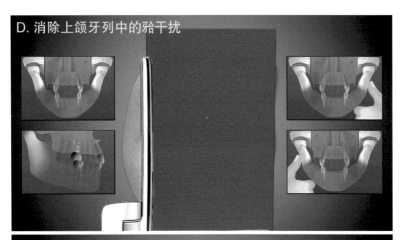

图11-59　在上颌牙列放置红色咬合纸进行同样的操作。

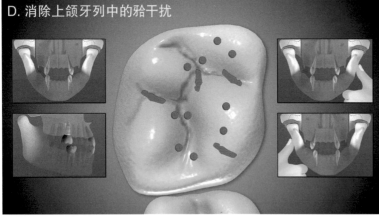

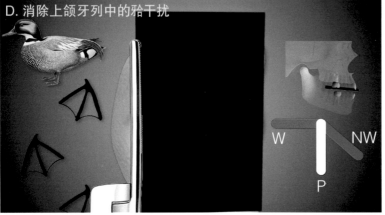

图11-60　嘱患者咬合在黑色咬合纸上，与黑色咬合印迹不一致的红色印迹区域都需要调磨去除。形成了上颌牙列的溢出沟，其形态类似离开口内的鸭掌。

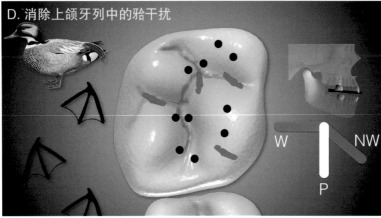

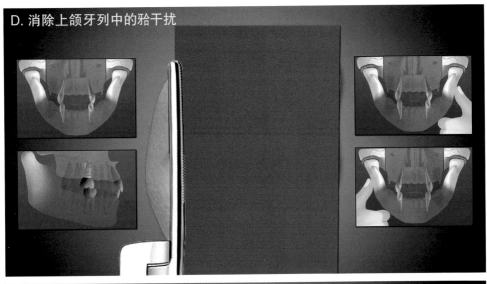

D. 消除上颌牙列中的𬌗干扰

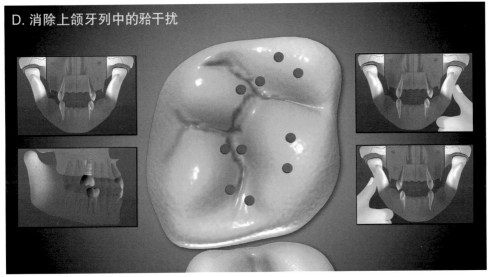

D. 消除上颌牙列中的𬌗干扰

图11-61　搭配红色和黑色咬合纸，根据需要可以多次重复进行这样的调𬌗操作，直到黑色咬合接触区周围不再有重叠的红色咬合印迹。可以同时进行上、下颌牙列的调𬌗操作。

对上颌牙列进行同样的操作（图11-59），第一步放置红色咬合纸并开始做侧向和前伸运动（分别在有无引导Bennett运动时进行）。

再将黑色咬合纸放置于口内（图11-60），嘱患者进行咬合。所有与黑色咬合印迹点不一致的红色咬合印迹都是𬌗干扰，这时需要从对

应的咬合窝开始创建溢出沟，从而可以提供包括相关的牙尖在内的咬合面解剖形态保证。工作道的方向为横行向外，非工作道的方向是向内前方（面向对颌的尖牙），其中最前方的溢出沟名为Stuart沟，前伸道轨迹为直行向前，这样所有的运动轨迹组合起来就类似离开口内的鸭掌。

接下来有必要再次进行侧向和前伸运动咬合检查（分别在有无引导Bennett运动时进行）（图11-61）。在口内殆面放置黑色咬合纸，然后嘱患者进行咬合（图11-62），所有与黑色咬合印迹点不一致的红色印迹都是需要完全去除的殆干扰。此时请再次注意，在嘱患者进行咬合时并不需要引导下颌至CR位，因为早接触已经没有了。此时髁突位置与牙齿确定的MI位是协调一致的。

在调殆治疗操作的最后（图11-63），前磨牙和磨牙的殆面上应该分布着较小的黑色点状咬合印迹，而不应该出现红色印迹。红色咬合印迹应该只出现在上颌尖牙腭侧面、上颌侧切牙和中切牙、下颌第一前磨牙的近中斜面以及下颌前牙组，对应于侧向和前伸运动的咬合印迹。

上颌前磨牙颊尖顺着下颌溢出沟的远中斜面滑出，形成了一个楔状间隙，我们称之为Peter K.Thomas溢出沟或排溢道（图11-64），其作用为允许工作侧牙尖顺利实现殆分离。

至此，调殆治疗就结束了，这种方法同样适用于天然牙列和种植支持的修复体。

这是唯一一种可以消除侧向和前伸运动中后牙区的殆干扰，并最终获得点状咬合接触的

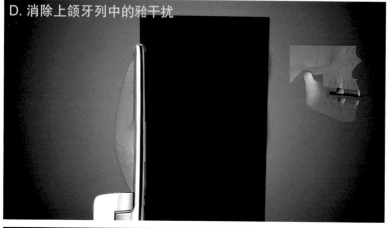

D. 消除上颌牙列中的殆干扰

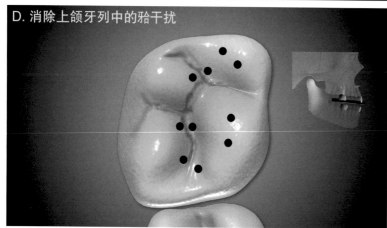

D. 消除上颌牙列中的殆干扰

图11-62 搭配红色和黑色咬合纸，根据需要可以多次重复进行这样的调殆操作，直到黑色咬合接触区周围不再有重叠的红色咬合印迹。可以同时进行上、下颌牙列的调殆操作。

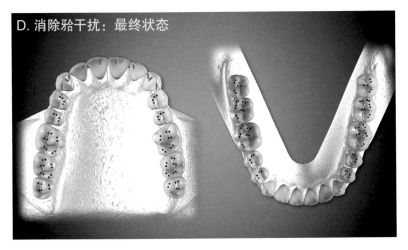

D. 消除𬌗干扰：最终状态

图11-63 经过调𬌗处理后，后牙区𬌗面没有𬌗干扰出现。红色印迹出现在前牙区，对应着分𬌗引导。

消除𬌗干扰

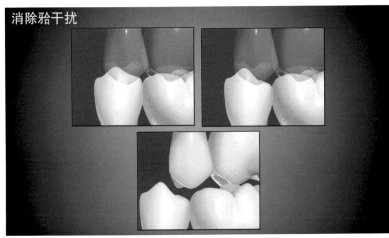

图11-64 Peter K.Thomas溢出沟或排溢道。在工作侧运动中，这条沟允许上颌前磨牙颊尖顺此分离，其位于下颌前磨牙的远中斜面上。

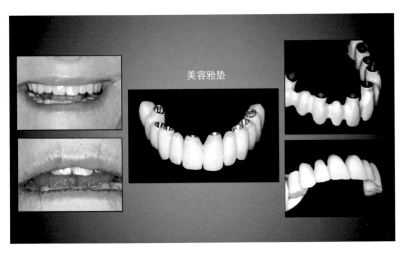

美容𬌗垫

图11-65 "美容𬌗垫"上的树脂牙能够引导合金基底的构建，包括瓷扩展范围的特殊设计，并且能够防止将来出现折裂的可能。在此之前，已经预先进行了调𬌗治疗以及口腔美学调整效果的模拟操作，这些信息在与技师沟通时是很重要的。

调𬌗方法，其方法很简单，当天然牙的形态需要在口内进行重建时，只需要半可调𬌗架的辅助就可以完成最初的诊断，而且在试戴瓷修复体时还可以进行修复体的调整，必要时在𬌗架上还能够添加更多的瓷以及之后的上釉操作。

对于种植的病例，建议先制作树脂牙齿模型（图11-65），然后在制作瓷修复体之前就可以先进行调𬌗。这样就能够为技师提供非常重要的临床信息特征参数，如美学参数、垂直距离、前导、双侧后牙咬合稳定性、被动就位情况以及CR与MI的一致性等。那么技师就可以有充足的把握去制作修复体，包括采用CAD/CAM技术及均质瓷材料来降低折裂风险。制作的树脂牙齿模型可以不需要咬合蜡记录，而直接在最大牙尖交错位（与CR位是协调一致的）记录颌位关系，然后"重新安装"在𬌗架上，进而可以人工直接观察和确定上、下颌牙列之间的精密吻合及接触状态。

人工咬合调整将会消除上𬌗架的误差，而且还能够确保后牙陶瓷修复体的咬合状态完美而没有误差。无论如何，按照这一临床原则，最终的瓷修复体还将在口内再次进行检查验证。

口颌系统的任一组成部分（包括肌肉或TMJ）出现疼痛症状，都是口内调𬌗治疗的禁忌。疼痛常常预示着肌肉可能出现痉挛（如翼外肌），因此会导致TMJ内髁突位置的变化，并且最终导致错误的调𬌗治疗。

在对修复体和天然牙列的调𬌗治疗结束之后，切勿忘记所有调磨过的表面都需要抛光处理。这样才能让患者体验到光滑的𬌗面，并且不会有令人不适的粗糙感，为了达到这一效果，需要使用特殊的硅胶抛光头和抛光膏。

如果具备充足的临床经验和处理时间，那么同时对上、下颌的早接触和𬌗干扰进行调𬌗是可以的，但是如果不具备之前讲述的在半可调𬌗架上的调𬌗经验，那么是不建议直接在口内进行调𬌗的。不良的调𬌗治疗会带来医源性的问题，而且会改变患者原有的咬合稳定性，最终使重建变得异常困难。

（提取码：dnkx）

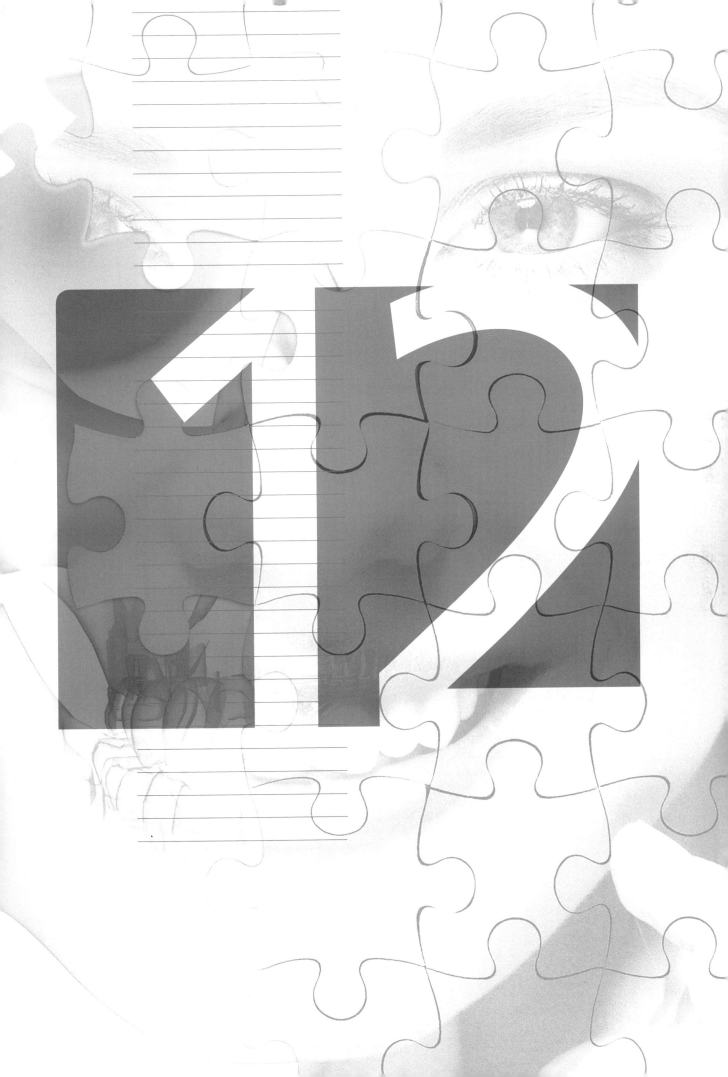

种植支持的固定修复体和单个种植体义齿的咬合

Occlusion in Implant-Supported Fixed Dental Prostheses and Single Units

种植支持固定修复体的调𬌗

病例1

图12-1中显示为一例上颌种植支持的固定修复体，修复设计范围为从第二前磨牙到第二磨牙，同时对于第一前磨牙这一天然牙将采用冠修复。

第一步在没有戴入修复体的情况下，首先检验前导是否满足要求，在右侧牙列放置红色咬合纸来记录工作侧侧向运动的咬合接触，尖导的形式体现为上颌尖牙腭面特有的分𬌗运动轨迹，在这个病例中可见具有充分的尖导和𬌗分离。对于临床病例而言，除非出现功能紊乱病变，否则应该保持所检查到患者的分𬌗形式不去改变。需要用Arthus薄膜咬合纸来验证双

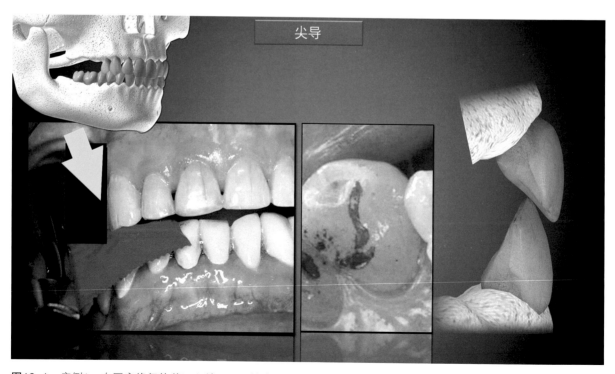

图12-1 病例1：在固定修复体戴牙之前，需要检查和记录患者的咬合引导形式。

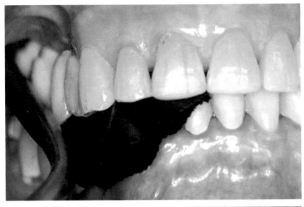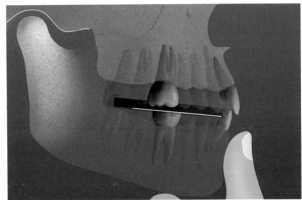
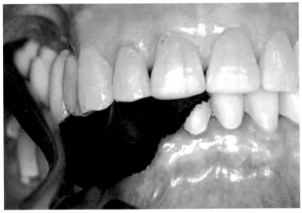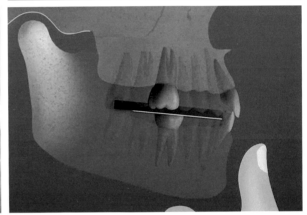

图12-2　种植支持的修复体（#15、#16和#17），第一前磨牙对颌为天然牙，去除所有的𬌗干扰和早接触。

侧尖牙的自如引导运动，再借助黑色咬合纸来进行检查和确定后牙区的咬合高度。这些检查操作都是修复体的垂直距离（VD）是否正确的保证。

　　接下来需要调整第一前磨牙处冠的咬合，医生在患者口内放置黑色咬合纸，嘱患者进行咬合，在冠上显示的咬合印迹就是其咬合接触点。在尚未戴冠时，用咬合纸记录尖牙闭口时的咬合接触状态，第一前磨牙戴冠后不改变原有的咬合接触关系，并且可以使放入其间的咬合纸无法抽出，这样就为后续修复建立了咬合高度参考。按照这个位置粘冠，然后再用

Arthus薄膜咬合纸来复查咬合，如此就为种植支持的固定修复体建立了咬合参考高度。在各侧向运动中，单冠上出现的所有咬合接触点都要去除，因为这些咬合接触都属于𬌗干扰，而且还会影响到对侧的咬合状态，所以都需要进行调𬌗处理。

　　第二步操作包括戴入种植支持的修复体，医生引导患者下颌至正中关系位（图12-2），这时嘱患者轻咬，凡是修复体𬌗面上出现的黑色点状咬合印迹都需要磨除（图12-3）。此时第一前磨牙处冠上的咬合印迹先保留不动，由图12-3中的下图可见，在消除了种植支持的修

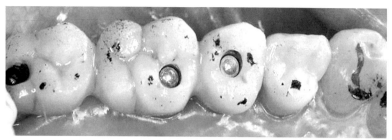

图12-3 嘱患者进行轻咬合，可见𬌗面上出现黑色点状咬合印迹。必须将下颌种植支持的修复体上出现的咬合印迹全部消除，直到只在天然牙列上出现咬合接触印迹。

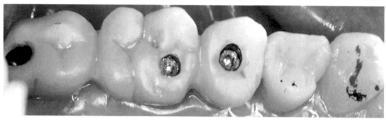

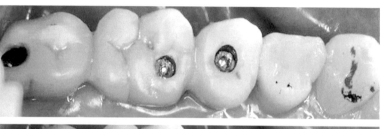

图12-4 同样轻咬合后，在种植支持的修复体上不显示咬合印迹，只是在第一前磨牙处仍然可见咬合印迹。用酒精棉球清除下颌尖牙在上颌尖牙舌面形成的引导印迹。

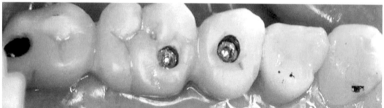

复体上的咬合接触点之后，冠处的咬合接触印迹也显著变小。

对这些种植支持的修复体𬌗面上咬合印迹进行反复调磨，直到轻咬时没有印迹出现（图12-4上图），当用最大力紧咬时，这些咬合接触点将再次出现，然后继续调磨直到咬合印迹呈现点状为止。位于下颌牙齿远中和上颌牙齿近中的咬合接触点也都应该去除，这样调𬌗的原因在于天然牙列在受到压力时具有弹性适应力，所以在出现紧咬型副功能运动时，牙齿会发生下沉，而对于种植体则没有这样的特性，

如果未加留意，紧咬型副功能运动将可能导致种植体处出现负荷异常。

先用酒精棉球擦去之前代表尖导的红色印迹，接下来针对侧向运动中的𬌗干扰进行调𬌗（图12-4中的下图），再次选用红色咬合纸来记录左右侧侧向运动和前伸运动的咬合接触，分别在引导或者不引导Bennett运动的两种情况下进行操作（图12-5）。

医生引导患者下颌至CR时（图12-6），嘱患者在黑色咬合纸上紧咬，图12-7中的上图

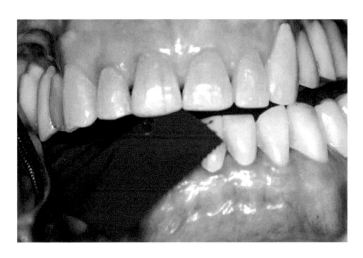

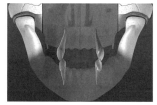 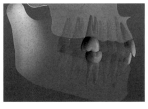 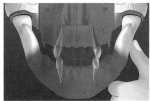 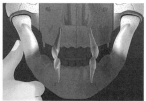

图12-5 天然牙列引导出Bennett运动时的侧向运动。

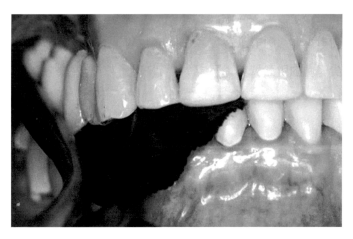

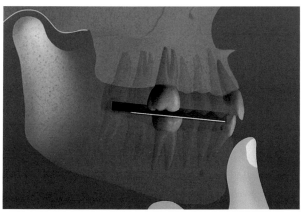 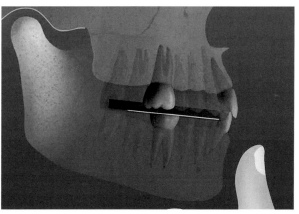

图12-6 嘱患者在黑色咬合纸上进行重咬合。

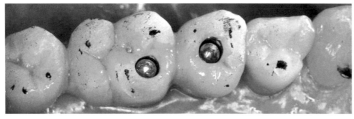

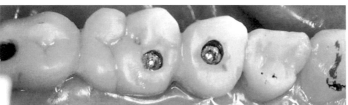

图12-7 伴随黑色点状咬合印迹出现红色印迹或𬌗干扰（没有形成尖导的印迹是因为在第二前磨牙处存在工作侧𬌗干扰）。调磨去除红色印迹，同时调磨黑色印迹使其面积缩小。因为是上颌牙列，所以牙齿上近中部分的接触都需要磨除。

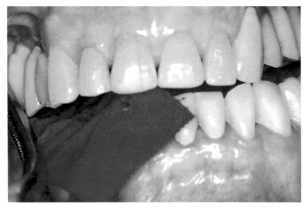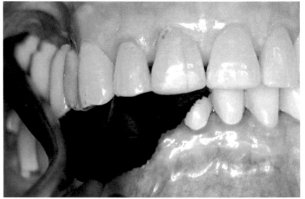

图12-8 用红色咬合纸来记录侧向和前伸运动，黑色咬合纸记录最大牙尖交错𬌗，要求患者重咬合。

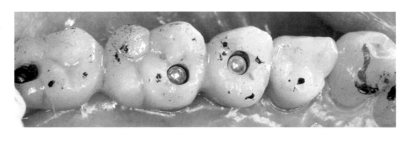

图12-9 在生理性尖导印迹出现时，后牙区代表𬌗干扰的红色印迹消失。

显示出黑色的咬合接触点（用力紧咬后），红色印迹为侧向和前伸运动中的𬌗干扰，在尖牙区未见红色的咬合引导印迹。

由图12-7中的下图可见，经过去除上颌牙齿近中的咬合印迹，并且重复多次前面的调𬌗步骤之后，黑色咬合印迹的面积明显变小。

最后，针对调𬌗结果来进行验证，需要先用红色咬合纸再用黑色咬合纸（图12-8），由图12-9可见，因为去除了后牙的𬌗干扰，所以尖导印迹再次出现，而且用力咬合时只显示较小的黑色点状咬合印迹，请注意，此时大面积的后牙咬合接触印迹都已经消失（图12-9）。

换句话说，对于种植支持的固定修复体，

这时瓷和固位螺丝上都将不会存在有害的咬合接触，或者说很可能不会有。但是事实真是如此吗？其实并不是，对于咬合的描述和刻画的重点在于其"相互作用"，也就意味着需要考虑上颌牙尖与下颌咬合窝之间的吻合及交错关系，同样还有下颌牙尖与上颌咬合窝之间的关系，这些有关咬合的含义在本书中已经进行了深入的阐述。此外，在侧向运动中，牙尖与咬合窝之间可能存在的𬌗干扰也是需要去除的。另一方面，调𬌗会影响到新的上颌牙尖与下颌咬合窝之间的咬合关系，但是在下颌牙尖与新的上颌咬合窝之间仍然可能会出现新的𬌗干扰，而截至目前，并没有对下颌牙尖与新的上颌咬合窝进行详细的检查和调𬌗。咬合印迹同样还会呈现在对颌牙列上。

因此，对于下颌后牙𬌗面进行检查是非常重要的，如果出现红色咬合印迹，则往往代表着𬌗干扰（图12-10）。在𬌗干扰完全消除之后，还需要检查后牙区是否存在大面积的黑色咬合印迹，如果有则需要调磨或调整下颌远中磨牙的咬合斜面。对于咬合窝的中央区域需要磨除，可以起到加深咬合窝的作用，直到这时才可以说调𬌗治疗结束了。经过调𬌗处理之后，即使出现磨动型副功能运动，也能够避免新的固定修复体出现各种旋转不稳定的情况，而旋转常常是导致种植支持的修复体上固位螺丝松动的原因。如果出现这样的情况，建议继续进行一次全口调𬌗，消除存在的早接触和𬌗干扰，因为这些咬合异常可能并不全是由新修复的固定义齿引起的，还有可能来源于患者自己的天然牙。

对于在天然尖牙上放置两个悬臂的固定修复体，在未戴入修复体前，需要用咬合纸检查尖牙的咬合接触状况，这将揭示在闭口时尖牙存在的具体咬合接触关系，并且可以用于验证后牙区域咬合高度是否合理。然后在戴入修复体后，再用咬合纸来评估前后牙的咬合接触状况，如有需要时则进行相应调整。

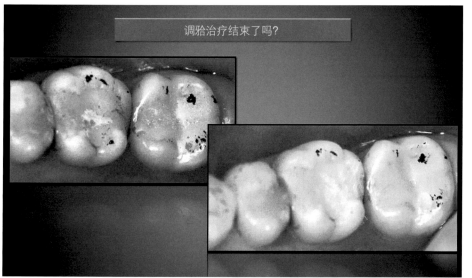

图12-10 需要调磨去除对颌牙列上出现的新的𬌗干扰，是由于新戴入上颌修复体上的牙尖所引起的。去除这些红色咬合印迹是非常重要的，这样可以避免固定修复体将来可能出现的问题！

在固定修复体戴入前还需要考量对侧尖牙的咬合接触状况，作为咬合高度的参考，当新的修复体戴入后，它的接触状况应该保持不变，这样修复体的咬合高度才是合理的。如果戴入修复体后，对侧尖牙变得没有咬合接触，也就是放置Arthus薄膜咬合纸后可以轻易抽出，这就证明新的修复体咬合过高。因此对于天然牙列而言，咬合高度由CR位时对侧尖牙轻咬接触的位置来进行确定，此时放置Arthus薄膜咬合纸无法抽出。

在临床治疗过程中，医生需要密切关注患者的感受，应注意询问患者是否感到舒适。口腔固定修复体的戴入其实并不需要给予时间来实现咬合适应，但是患者还是可能会出现各种不适。如果伴有疼痛和不适感，则往往预示着采取的调𬌗处理不正确。

我之前曾有一个病例，戴入新的固定修复体后，患者反馈咀嚼功能很好，我听到后非常高兴，于是就跟我的导师José Luis López Álvarez分享这份喜悦。但是他给予了意想不到的回复，患者表现出良好的咀嚼效率，其实暗示着新修复体上存在着非工作侧𬌗干扰，所以患者只用新修复体这一工作侧来进行咀嚼。果然之后我在复查患者的咬合状况时发现，当修复体作为非工作侧时确实存在𬌗干扰。这说明与患者保持良好的交流沟通的重要性，这样才能实现医患交互下的调𬌗治疗效果。

病例2

图12-11中展示的病例为一例上颌右侧种植支持的固定修复体，包括了尖牙、两颗前磨牙及两颗磨牙，在第三磨牙处为早先所做的冠修复。

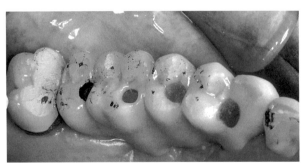

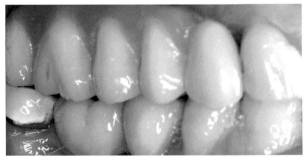

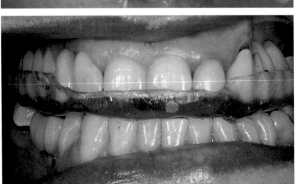

图12-11　病例2：种植支持的固定修复体（#13、#14、#15、#16和#17）。右侧上颌第三磨牙为之前的冠修复（#18）。放置了人工牙龈。引导依赖于#11和#12，因此保留了患者的前组引导。按照前面病例的方法进行调𬌗。需要夜间戴用𬌗垫。

在此病例中分𬌗引导由中切牙和侧切牙来提供（图12-11），本来最初设计为尖导，但是患者总是感觉不适，所以最终还是把引导保留在两颗切牙处。由此可见，医生与患者之间的沟通是非常重要的，在临床治疗当中，需要通过反复沟通来确定患者舒适的程度，有无感觉的异常以及是否存在不适的咬合接触等情况，并酌情予以调整。在此病例中可见牙龈宽度不足，因而需要在修复体上增加牙龈瓷来进行弥补。对于因为副功能运动而导致牙齿缺失的患者来说，在进行种植支持的修复治疗时，至关重要的一个环节是对双侧的咬合都要进行调𬌗处理，而不能只调整修复体这一侧。此外，这位患者还需要夜间佩戴𬌗垫，因为很多副功能运动都会在睡眠时出现。

单个种植支持修复体的调𬌗

后牙区单个种植支持的修复体所遵循的咬合原则与前面讲到的相同，例如保证紧咬时存在咬合接触，而侧向和前伸运动时没有接触，而且还需要参考和检查对颌牙列的具体情况。

对于前牙区单个种植支持的修复体，其咬合处理原则也是一样的，咬合接触只能出现在紧咬的最大牙尖交错𬌗时，而在侧向运动中不应该出现咬合接触，这样才能够避免对颌牙齿对其的挤压。

其他情况

修复体对颌的牙列情况是咬合重建中需要考虑的另一个因素：

— 如对颌为天然牙列，而需要调整的修复体为种植支持的固定修复体时，获得生理𬌗及𬌗的相互保护是最为重要的。当重建咬合的后牙区轻咬时，必须允许在前牙区咬合纸可以轻抽出。

— 如果对颌也是种植支持的固定修复体时，那么也需要满足同样的原则。

— 如果上、下颌种植修复体都为游离端，那么在对其进行调𬌗时，需要保证在轻咬时有咬合接触，其余的天然牙列也应如此。同时需要确保前牙区的运动自如，也就是后牙区无𬌗干扰。

— 对于发生咬合接触的上、下颌都为种植支持的活动修复体时，医生应该建立较轻的尖导或双侧平衡𬌗，当调𬌗合理并且没有功能紊乱问题时，上面两种咬合处理方式都是可以接受的。

— 最容易处理的情况为下颌是种植支持的固定修复体，而对颌为传统的半口义齿修复，这时前面讲述两种解决方法都是可行的。

— 再次强调，所有修复体必须上半可调𬌗架进行咬合分析，而最终的调𬌗要在口内进行。

—强制夜间戴用𬌗垫来防止种植体和天然牙列出现负荷异常，因为这些存在牙齿缺失的患者可能会伴随副功能运动的出现。

—必须保证修复体结构在工作模型上完美地实现被动就位，这样才能百分之百地还原口内的情况。

—种植支持或者天然牙列支持的局部固定修复体，必须上半可调𬌗架进行咬合分析。调𬌗治疗必须在CR与MI协调一致的位置进行；如果CR与MI不一致，那么必须在MI位记录咬合关系上𬌗架。

—应该在CR位上𬌗架来进行咬合重建。采用放置双层马蹄形的Moyco蜡来进行颌位关系记录，因为它的形状能够覆盖到所有的𬌗面，然后嘱患者轻闭于CR位，待咬合蜡冷却后，在蜡的印记处放置"咬合记录硅橡胶"，再次嘱患者轻闭于CR位。

—在进行口内调𬌗治疗之前，必须在半可调𬌗架上用研究模型进行调𬌗练习，直到完全熟练后才能进行口内的调𬌗操作。

（提取码：dnkx）

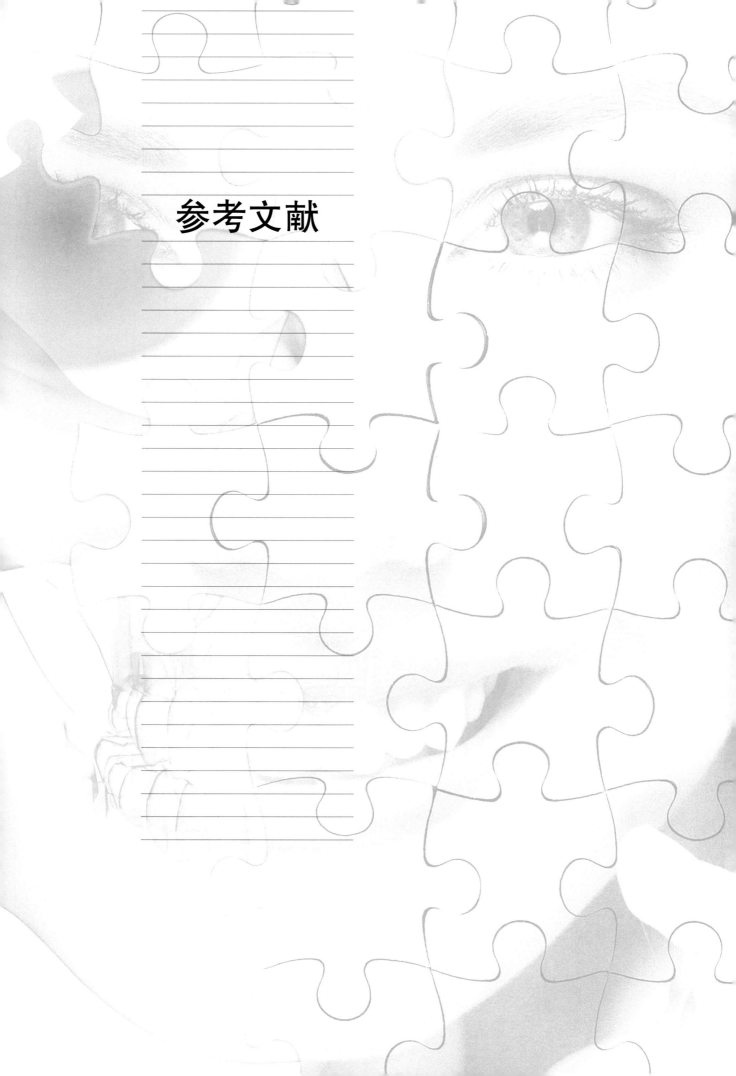

参考文献

[1] Abdel-Fattah RA. Simplified approach in interpretation of the temporomandibular joint tomography. Cranio 1995;13:121-127.

[2] Aguilar J, de Harfin JF. La oseointegración como alternativa en el tratamiento de la agenesia de incisivos laterales superiores. Ortodoncia 1993; 57:13-23.

[3] Alonso A, Albertini JG, Bechelli AH. Oclusión y Diagnóstico en Rehabilitación Oral. Madrid: Editorial Médica Panamericana, 2011.

[4] Arnold NR. Tratamiento oclusal: ajuste oclusal preventivo y corrector. Buenos Aires: Inter-Médica, 1978.

[5] Balshi TJ. Resolving aesthetic complications with osseointegration using a double-casting prosthesis. Quintessence Int 1986;17:281-287.

[6] Barghi N, dos Santos Júnior J, Narendran S. Effects of posterior teeth replacement on temporomandibular joints sounds: A preliminary report. J Prosthet Dent 1992;68:132-136.

[7] Bell WE. Diagnóstico clínico del síndrome dolor disfunción. Archivos Odontoestomatología 1995;11.

[8] Benito Vicente MC. Valor de la imagen por Resonancia Magnética en las alteraciones dinámicas de la ATM. Tesina de licenciatura. UCM. Facultad de Odontología, 1992.

[9] Borromeo GL, Suvinen TI, Reade PC. A comparison of the effects of group function and canine guidance interocclusal device on masseter muscle electromyographic activity in normal subjects. J Prosthet Dent 1995;74:174-180.

[10] Bossman AE. Hinge axis determination of the mandible [thesis]. Utrecht, The Netherlands: Universiteit van Utrecht, 1974.

[11] Brunski JB. Biomechanical aspects of the optimal number of implants to carry a cross-arch full restoration. Eur J Oral Implantol 2014;7(Suppl 2):S111-S131.

[12] Campos Ortega A. Centro de estudios estomatológicos de la III Región. Reunión en Murcia, 1987.

[13] Casado Llompart JR, personal communication, 1992.

[14] Ciancaglini R, Gherlone E, Radelli G. The relationship of bruxism with craniofacial pain and symptoms from the masticatory system in the adult population. J Oral Rehabil 2001;28:842-848.

[15] Crépy C. Anatomie cervico-faciale. Paris: Masson, 1967.

[16] Curnutte D, personal communication, 1980.

[17] Curnutte D. Curso de oclusión. Colegio de Odontólogos y Estomatólogos de Madrid, 1981.

[18] Davies PL. Electromyographic study of events for forward head posture. J Craniomand Pract 1979;1:49.

[19] Davis DM, Rimrott R, Zarb GA. Studies on frameworks for osseointegrated prostheses: Part 2. The effect of adding acrylic resin or porcelain to form the occlusal superstructure. Int J Oral Maxillofac Implants 1988;3:275-280.

[20] Davis DM, Zarb GA, Chao YL. Studies on frameworks for osseointegrated prostheses: Part 1. The effect of varying the number of supporting abutments. Int J Oral Maxillofac Implants 1988;3:197-201.

[21] Dawson PE. Evaluation, diagnosis and treatment of occlusal problems. St. Louis: Mosby, 1989.

[22] De Boever J. Functional disturbances of the temporomandibular joint. In: Zarb GA, Carlsson GE (eds). The temporomandibular joint. Function and dysfunction. Copenhagen: Munskgaard, 1979:193.

[23] de Wijer A, Lobbezzo-Scholte AM, Steenks MH, Bosman F. Reliability of clinical findings in temporomandibular disorders. J Orofac Pain 1995;9:181-191.

[24] Dezore D, Lacout J, Blanc C. L'implantologie: une solution au probléme de l'agénésie. Rev Orthop Dento Faciale 1992;26:491-496.

[25] Dimitroulis G. The prevalence of osteoarthrosis in cases of advanced internal derangement of the temporomandibular joint: a clinical, surgical and histological study. Int J Oral Maxillofac Surg 2005;34:345-349.

[26] Dos Santos J. Diagnóstico y tratamiento de la sintomatología craneomandibular. Caracas: Actualidades Médico Odontológicas Latinoamerica, 1995.

[27] Ellis E 3rd, Throckmorton G, Sinn DP. Functional characteristics of patients with anterior open bite before and after surgical correction. Int

J Adult Orthodon Orthognath Surg 1996;11: 211-223.

[28] Falk H, Laurell L, Lundgren D. Occlusal interferences and cantilever joint stress in implant-supported prostheses occluding with complete dentures. Int J Oral Maxillofac Implants 1990;5:70-77.

[29] Farrar WB. Differentiation of temporomandibular joint dysfunction to simplify treatment. J Prosthet Dent 1978;28:629-636.

[30] Farrar WB, MacCarty WL. A clinical outline of temporomandibular joint diagnosis and treatment. Montgomery, Alabama, USA: Normandie Publications, 1983.

[31] Fredrickson EJ, Stevens PJ, Gres ML. Implant prosthodontics: clinical and laboratory procedures. St Louis: Mosby, 1995.

[32] Fricton JR, Nelson A, Monsein M. IMPATH: microcomputer assessment of behavioral and psychosocial factors in craniomandibular disorders. Cranio 1987;5:372-381.

[33] Friedman MH. Anatomic relations of the medial aspect of the temporomandibular joint. J Prosthet Dent 1988;59:495-498.

[34] Gabriel AC. Some anatomical features of the mandible. J Anat 1958;92:580-586.

[35] García Villaescusa A, personal communication, 1993.

[36] Geering AH. Occlusal interferences and functional disturbances of the masticatory system. J Clin Periodontol 1974;1:112-119.

[37] Gibbs CH, Lundeen HC. Jaw movements and forces during chewing and swallowing and their clinical significance. In: Lundeen HC, Gibbs CH (eds) Advances in occlusion. Boston: John Wright PSG, 1982:2-32.

[38] Gibbs CH, Mahan PE, Lundeen HC, Brehnan K, Walsh EK, Sinkewiz SL, Ginsberg SB. Occlusal forces during chewing --influences of biting strength and food consistency. J Prosthet Dent 1981;46:561-567.

[39] Graf H, Zander HA. Tooth contact patterns in mastication. J Prosthet Dent 1963;13:1055-1066.

[40] Gross MD. La oclusión en odontología restauradora: técnica y teoría. Barcelona: Labor, 1982.

[41] Guichet NF. Occlusion: A teaching manual. Denar Co., Anaheim, 1970.

[42] Guichet NF. Occlusion: a teaching manual. Anaheim, California, USA: Denar Corporation, 1977.

[43] Hamerling J. Mandibular movements patterns, a methodological and clinical investigation of children with lateral forced bite [thesis]. Amsterdam: University of Amsterdam, 1983.

[44] Hansson T, personal communication, 2003.

[45] Hansson T, Honee W, Messe J, Jiménez V. Disfunción cráneo-mandibular. Barcelona: Praxis, 1988.

[46] Hansson T, Oberg T, Carlsson GE, Kopp S. Thickness of the soft tissue layers and the articular disk in the temporomandibular joint. Acta Odontol Scand 1977;35:77-83.

[47] Hansson T. Temporomandibular changes related to dental occlusion. In: Solberg WK, Clark GT (eds). Temporomandibular joint problems. Biologic diagnosis and treatment. Chicago: Quintessence Publishing, 1980:129.

[48] Helkimo M, Ingervall B, Carlsson GE. Variation of retruded and muscular position of the mandible under different recording conditions. Acta Odontol Scand 1971;29:423-437.

[49] Henry PJ. An alternative method for the production of accurate casts and oclusal record in osseointegrated implant rehabilitation. J Prosthet Dent 1987;58:694-697.

[50] Hickey JC, Zarb GA: Boucher's prosthodontic treatment for edentulous patients. St. Louis: CV Mosby Co, 1980.

[51] Holmgren K, Sheikholeslam A, Riise C. Effect of a full-arch maxillary oclusal splint on parafunctional activity during sleep in patients with nocturnal bruxism and signs and symptoms of craniomandibular disorders. J Prosthet Dent 1993;69:293-297.

[52] Hosoki H, Uemura S, Petersson A, Rohlin M. Follow-up examination of the temporomandibular joint disk after splint therapy by magnetic resonance imaging – a case report. Cranio 1995;13:193-197.

[53] Huffman R, Regenoüs J. Principles of occlusion. London, Ohio: H & R Press, 1973.

[54] Jiménez-López V. Carga o Función Inmediata en Implantología: Aspectos quirúrgicos, protésicos, oclusales y de laboratorio. Barcelona:

Quintessence Publishing, 2004.

[55] Jiménez-López V. Prótesis sobre implantes: oclusión, casos clínicos y laboratorio. Barcelona: Doyma, 1993.

[56] Jiménez López V. Rehabilitación oral en prótesis sobre implantes: su relación con la estética, oclusión, A.T.M., ortodoncia, fonética y laboratorio. Barcelona: Quintessence Publishing, 1998.

[57] Jiménez V, Torroba P. Diseño de prótesis sobre implantes para conseguir un ajuste pasivo: Técnica del cilindro cementado sobre prótesis atornilladas. Actualidad Implantológica 1992;1:27-32.

[58] Jingade RR, Rudraprasad IV, Sangur R. Biomechanics of dental Implants: a FEM study. J Indian Prosthodont Soc 2005;5:18.

[59] Kaplan AS, Assael LA. Temporomandibular disorders: diagnosis and treatment. Philadelphia: W.B. Saunders, 1992.

[60] Katz GT. The determinants of human occlusion; a workbook for students of gnatho-kinesiology with maxillary and mandibular transparencies in three planes. Los Angeles: Marina Press, 1972.

[61] Kobs G, Bernhardt O, Kocher T, Meyer G. Oral parafuntions and positive clinical examination findings. Stomatologija 2005;7:81-83.

[62] Kobayashi Y, Hayasgu K, Sthler CS. Experimental occlusal interference and amount of the Bennett movement. IADR 1982;25:47.

[63] Kokich VG. La utilización de implantes para facilitar el movimiento ortodóncico. Rev Esp Ortod 1994;24:99-110.

[64] Korbendam A, Abjean J. Oclusión: aspectos clínicos, indicaciones terapéuticas. Bogota: Panamericana, 1980.

[65] Krough-Poulsen W. The significance of occlusion in temporomandibular function and dysfunction. In: Soberg WK, Clark GT (eds). Temporomandibular joint problems, biologic diagnosis and treatment. Chicago: Quintessence Publishing, 1980:93.

[66] Koyano K, Tsukiyama Y, Ichiki R, Kuwata T. Assesment of bruxism in the clinic. J Oral Rehabil 2008;35:495-508.

[67] Lauritzen AG. Atlas de análisis oclusal. Madrid: HF Martínez de Murguía, 1977.

[68] Lindroth JE, Schmidt JE, Carlson CR. A comparison between masticatory muscle pain patients and intracapsular pain patients on behavioral and psychosocial domains. J Orofac Pain 2002;16:277-283.

[69] Linek HA. Tooth carving manual. Los Angeles: University of Southern California School of Dentistry, 1949.

[70] Lobbezoo F, Hamburguer HL, Naeije M. Etiology of bruxism. In: Paesani DA (ed). Bruxism: theory and practice. Berlin: Quintessenz Verlags, 2010: 87-98.

[71] Lobbezoo F, Ahlberg J, Manfredini D, Winocur E. Are bruxism and the bite casually related? J Oral Rehabil 2012;39:297-298.

[72] Lobbezoo F, Aarab G, van der Zaag J. Definitions, epidemiology, and etiology of sleep bruxism. In: Lavigne GJ, Cistulli PA, Smith MT (eds). Sleep medicine for dentists: a practical overview. Chicago: Quintessence Publishing, 2009:95-100.

[73] Lobbezoo F, Naeije M. Bruxism is mainly regulated centrally, not peripherally. J Oral Rehabil 2001; 28:1085-1091.

[74] López Álvarez JL, weekly update meetings, Grupo Ateneo, 1978-2013.

[75] López Álvarez JL. Técnicas de laboratorio en prótesis fija. Madrid: Goya, 1987.

[76] Lundberg M, Welander U. The articular cavity in the temporomandibular joint. A comparison between the oblique lateral and tomographic image. Medica-Mundi, 1970;15:27.

[77] MacDonald JW, Hannam AG. Relationship between occlusal contacts and jaw-closing muscle activity during tooth clenching: Part I. J Prosthet Dent 1984;52:718-728.

[78] MacDonald JW, Hannam AG. Relationship between occlusal contacts and jaw-closing muscle activity during tooth clenching: Part II. J Prosthet Dent 1984;52:862-867.

[79] Marklund S, Wanman A. Incidence and prevalence of myofascial pain in the jaw-face region. A one-year prospective study on dental students. Acta Odontol Scand 2008;66:113-121.

[80] Mallat Desplats E, Keogh TP. Prótesis parcial removable: Clínica y Laboratorio. Barcelona: Elsevier España, 1995.

[81] Manfredini D, Winocur E, Guarda-Nardini

L, Paesani D, Lobbezoo F. Epidemiology of bruxism in adults: a systematic review of the literature. J Orofac Pain 2013;27:99-110.

[82] Manfredini D. The role of emotional factors in the etiology of bruxism. In: Paesani DA (ed). Bruxism: theory and practice. Berlin: Quintessenz Verlags, 2010:87-98.

[83] Manfredini D, Fabbri A, Peretta R, Guarda-Nardini L, Lobbezzo F. Influence of psychological symptoms on home-recorded sleep-time masticatory muscle activity in healthy subjects. J Oral Rehabil 2011;38:902-911.

[84] Manfredini D, Lobbezoo F. Role of psychosocial factors in the etiology of bruxism. J Orofac Pain. 2009;23:153-166.

[85] Manns A, Miralles R, Santander H, Valdivia J. Influence of the vertical dimension in the treatment of myofascial pain-dysfunction syndrome. J Prosthet Dent 1983;50:700-709.

[86] Manns A, Miralles R, Valdivia J, Bull R. Influence of variation in anteroposterior occlusal contacts on electromyographic activity. J Prosthet Dent 1989;61:617-623.

[87] Manns A, Zuazola RV, Sirhan RM, Quiroz M, Rocabado M. Relationship between the tonic elevator mandibular activity and the vertical dimension during the states of vigilance and hypnosis. Cranio 1990;8:163-170.

[88] Martínez Ross, personal communication, 2009.

[89] Martínez Ross E. Oclusión orgánica. Barcelona: Salvat, 1985.

[90] Martínez Ross E. Procedimientos clínicos y de laboratorio de oclusión orgánica. Colombia: Ediciones Monserrate, 1984.

[91] Martínez Ross E. Rehabilitación temporomandibular. Aparato ortopédico intermaxilar. Mexico City: Editorial Cuéllar, 1992.

[92] Matsumoto A, Celar RM, Celar A, Sato S, Suzuki Y, Slavicek R. An analysis of hinge axis translation and rotation during opening and closing in dentulous and edentulous subjects. Cranio 1995;13:238-241.

[93] McAdam DB. Tooth loading and cuspal guidance in canine and group function occlusion. J Prosthet Dent 1976;35:283-297.

[94] McCall CM, Szmyd L, Ritter RM. Personality characteristics in patients with temporomandibular

joint symptoms. J Am Dent Assoc 1961;62:694-698.

[95] McCollum BB. Is it necessary to replace missing teeth? J Am Dent Assoc 1937;24:442-448.

[96] McCollum BB. The porcelain jacket crown. Pacific Dental Gazette 1920;28:62.

[97] McCollum BB, Evans RL. The gnathological concepts of Charles E. Stuart, Beverly B. McCollum and Harvey Stallard. Georgetown Dent J 1970;36:12-20.

[98] McCollum BB, Stuart CE. Articulation of the human teeth. Dent Items Interest 1939;61:1029-1037, 1147-1154.

[99] McCollum BB, Stuart CE. Articulation of the human teeth. Dent Items Interest 1940;62:8-17, 106-112.

[100] McCollum BB. Mandibular hinge axis and a method of locating it. J Prosthet Dent 1960;10:428-441.

[101] McCollum BB, Stuart CE. A research report. South Pasadena, California: Scientific Press, 1955.

[102] McNeil Ch. Directrices para el manejo de los transtornos temporomandibulares. Rev Española de Ortodoncia 1995;25:151-167.

[103] Mense S. The pathogenesis of muscle pain. Curr Pain Headache Rep 2003;7:419-425.

[104] Miralles R, Bull R, Manns A, Roman E. Influence of balanced occlusion and canine guidance on electromyographyc activity of elevator muscles in complete denture wearers. J Prosthet Dent 1989;61:494-498.

[105] Misch CE. Dental implant prosthetics. St Louis: Mosby, 2004.

[106] Miyake R, Ohkubo R, Takehara J, Morita M. Oral parafunctions and association with symptoms of temporomandibular disorder in Japanese university students. J Oral Rehabil 2004;31:518-523.

[107] Mongini F. The importance of radiography in the diagnosis of TMJ dysfunctions. A comparative evaluation of transcranial radiographs and serial tomography. J Prosthet Dent 1981;45:186-198.

[108] Morgan D, Hall W, Vamvas J. Enfermedades del aparato temporomandibular: un enfoque multidisciplinario. Madrid: Editorial Mundi,

1979.

[109] Nekora-Azak A, Evlioglu G, Ordulu M, Issever H. Prevalence of symptoms associated with temporomandibular disorders in a Turkish population. J Oral Rehabil 2006;33:81-84.

[110] Nekora-Azak A, Yengin E, Evlioglu G, Ceyhan A, Ocak O, Issever H. Prevalence of bruxism awareness in Istanbul, Turkey. Cranio 2010;28: 122-127.

[111] Ohayon MM, Li KK, Guilleminault C. Risk factors for sleep bruxism in the general population. Chest 2001;119:53-61.

[112] Okeson JP. Course on occlusion. Facultad de Odontología, Universidad Complutense de Madrid, Madrid, 2013.

[113] Okeson JP. Bell's orofacial pains. Chicago: Quintessence Publishing, 2005.

[114] Okeson JP, Kemper JT, Moody PM. A study of the use of occlusion splints in the treatment of acute and chronic patients with craniomandibular disorders. J Prosthet Dent 1982;48:708-712.

[115] Okeson JP. Long-term treatment of disk-interference disorders of the temporomandibular joint with anterior repositioning occlusal splints. J Prosthet Dent 1988;60:611-616.

[116] Okeson JP. Management of temporo-mandibular disorders and occlusion. St Louis: Mosby, 1989.

[117] Okeson JP. Tratamiento de oclusión y afecciones temporomandibulares. Barcelona: Elsevier España, 2008.

[118] Palla S, Farella M. External validity: a forgotten issue? J Orofac Pain 2009;23:297-298.

[119] Palla S, personal communication, 2011.

[120] Palla S. Occlusal considerations in complete dentures. In: McNeill C (ed). Science and practice of occlusion. Chicago: Quintessence Publishing, 1997:457-467.

[121] Pierce CJ, Chrisman K, Bennett ME, Close JM. Stress, anticipatory stress, and psychologic measures related to sleep bruxism. J Orofac Pain 1995;9:51-56.

[122] Posselt U. Range of movement of the mandible J Am Dent Assoc 1958;56:10-13.

[123] Pullinger AG, Seligman DA. Trauma history in diagnostic groups of temporomandibular disorders. Oral Surg Oral Med Oral Pathol 1991;71:529-534.

[124] Randow K, Carlsson K, Edlund J, Oberg T. The effect of an occlusal interference on the masticatory system. An experimental investigation, Odontol Revy 1976;27:245-256.

[125] Restrepo C, Gómez S, Manrique R. Treatment of bruxism in children : A systematic review. Quintessence Int 2009;40:849-855.

[126] Rodríguez Vázquez JF, Mérida Velasco JR, Mérida Velasco JA, Sánchez-Montesinos I, Espín Ferra J, Jiménez Collado J. Development of Meckel's cartilage in the symphyseal region in man. Anat Rec 1997;249:249-254.

[127] Sarnat B, Laskin D. The temporomandibular joint. Springfield, Illinois: Charles C. Thomas, 1964.

[128] Sasaki K, Hannam AG, Wood WW. Relationships between the size, position and angulations of human jaw muscles and unilateral first molar bite force. J Dent Res 1989;68:499-503.

[129] Sheikholeslan A, Risse C. The influence of experimental interfering occlusal contacts on the activity of the anterior temporal and masseter muscles during submaximal and maximal bite in the intercuspal position. J Oral Rehabil 1983;10:207-214.

[130] Sieber M, Grubenmann E, Ruggia GM, Palla S. Relation between stress and symptoms of craniomandibular disorders in adolescents. Schweiz Monatsschr Zahnmed 2003;113: 648-654.

[131] Solberg WK, Bibb CA, Nordström BB, Hansson TL. Malocclusion associated with temporomandibular joint changes in young adults at autopsy. Am J Orthod 1986;89:326-330.

[132] Solnit A, Curnutte DC. Occlusal correction: principles and practice. Chicago: Quintessence Publishing, 1988.

[133] Solnit A, personal communication, 1980.

[134] Sternlicht H. Principles and techniques for stabilization of loose teeth. Dent Clin North Am 1969;13:213-227.

[135] Stuart CE. Accuracy in measuring functional dimensions and relations in oral Prosthesis. J Prosthet Dent 1959;9:220-236.

[136] Stuart CE. Why dental restoration should have cups. J South Calif Dent Assoc 1959;27:1998-2000.

[137] Stuart CE. Use of the Stuart articulator in obtaining optimal occlusion. Dent Clin North Am 1979;23:259-270.

[138] Stuart CE, Stallard H. Principles involved in restoring occlusion to natural teeth. J Prosthet Dent 1960;10:304-313.

[139] Stuart CE, Stallard H. Diagnosis and treatment of occlusal relations of the teeth. Texas Dent J 1957;75:430-435.

[140] Stuart CE. Good occlusion for natural teeth. J Prosthet Dent 1964;14:716-724.

[141] Stuart C, personal communication, 1980.

[142] Svensson P, Jadidi F, Arima T, Baad-Hansen L, Sessle BJ. Relationships between craniofacial pain and bruxism. J Oral Rehabil 2008;35:524-547.

[143] Tarnow DP, Emtiaz S, Classi A. Immediate loading of threaded implants at stage 1 surgery in edentulous arches: ten consecutive case reports with 1- to 5-year data. Int J Oral Maxillofac Implants 1997;12:319-324.

[144] Taylor TD, Becker W, Lang BR, Beumer III J. Is not axial loading harmful to the bone-implant interface of osseointegrated implant? Int J Oral Maxillofac Implants 1995;10:621-625.

[145] Todd W, Lundy Y, Cohen J. Aparatos para trismo e indicaciones de uso. Madrid: Editorial Atalaya, 1995.

[146] Thomas PK. Occlusal wax-up. Postgraduate course, UCLA, 1961.

[147] Travell JG, Simons DG. Myofascial pain and dysfunction: the trigger point manual. Baltimore-London: Williams and Wilkins, 1983:74-86.

[148] Utt TA, Meyers CE Jr, Wierzba TF, Hondrum SO. A three-dimensional comparison of condylar position changes between centric relation and centric occlusion using the mandibular position indicator. Am J Orthod Dentofacial Orthop 1995;107:298-308.

[149] Vallon D, Ekberg E, Nilner M, Kopp S. Occlusal adjustment in patients with craniomandibular disorders including headaches. A 3- and 6-month follow-up. Acta Odontol Scand 1995;53:55-59.

[150] van der Meulen MJ, Ohrbach R, Aartman IH, Naeije M, Lobbezoo F. Temporomandibular disorder patients' illness beliefs and self-efficacy related to bruxism. J Orofac Pain 2010;24:367-372.

[151] van Selms MK, Lobbezoo F, Wicks DJ, Hamburger HL, Naeije M. Craniomandibular pain, oral parafunctions, and psychological stress in a longitudinal case study. J Oral Rehabil 2004;31:738-745.

[152] Velly AM, Gornitski M, Philippe P. A case-control study of temporomandibular disorders: symptomatic disc displacement. J Oral Rehabil 2002;29:408-416.

[153] Visser A, Naeije M, Hansson TL. The temporal/masseter co-contractation: an electromyographic and clinical evaluation of short-term stabiliz-ation splint therapy in myogenous CMD patients. J Oral Rehabil 1995;22:387-389.

[154] Wabeke KB, Spruijt RJ, Habets LL. Spatial and morphologic aspects of temporomandibular joints with sounds. J Oral Rehabil 1995;22: 21-27.

[155] Wassell R, Naru A, Steele J, Nohl F. Applied occlusion. London: Quintessence Publishing, 2008.

[156] Weinberg LA. Temporomandibular joint function and its effect on centric relation. J Prosthet Dent 1973;30:673-674.

[157] Wennerbeg A, Carlson Ge, Jemt T. Influence of occlusal factors on treatment outcome: a study of 109 consecutive patients with mandibular implant-supported fixed prostheses opposing maxillary complete dentures. Int J Prosthodont 2001;14:550-555.

[158] Winocur E, Uziel N, Lisha T, Goldsmith C, Eli I. Self-reported bruxism - associations with perceived stress, motivation for control, dental anxiety and gagging. J Oral Rehabil 2011;38: 3-11.

[159] Wismeijer D, van Waas MA, Kalk W. Factors to consider in selecting an occlusal concept for patients with implants in the edentulous mandible. J Prosthet Dent 1995;74:380-384.

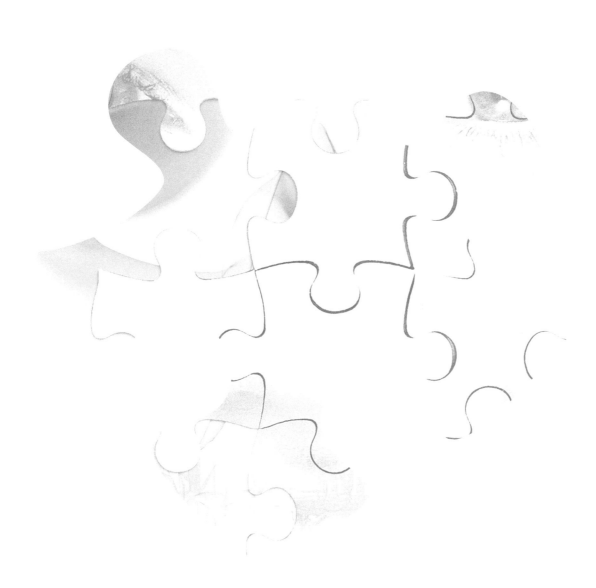

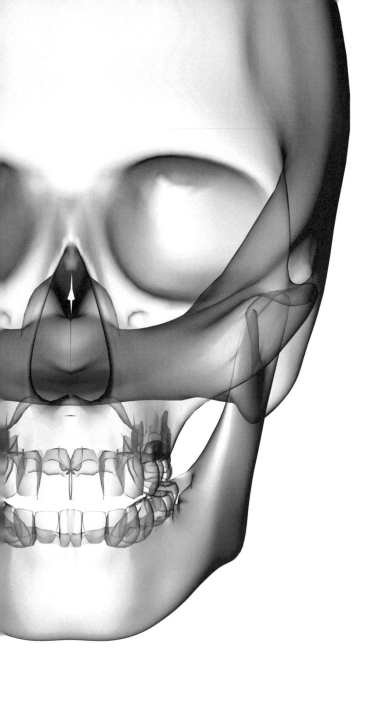